視能訓練士セルフアセスメント 第6版追補版
第48回視能訓練士国家試験 問題・解説

編集 ▶
丸尾敏夫 [帝京大学名誉教授]
久保田伸枝 [帝京大学名誉教授]

JN189100

文光堂

編集

丸尾　敏夫　帝京大学医学部名誉教授・帝京大学医療技術学部客員教授
久保田伸枝　帝京大学医学部名誉教授・帝京大学医療技術学部客員教授

執筆者一覧 (五十音順)

帝京大学医療技術学部視能矯正学科

池田　結佳
大鹿　京子
金子　博行
木田　淳子
久保田伸枝
小林　義治
林　　弘美
松岡久美子
丸尾　敏夫
渡部　　維

編集協力者 (五十音順)

帝京大学医療技術学部視能矯正学科

大野　恵梨
大野　雄哉
田中　絵理
中込　亮太

序文

　第48回視能訓練士国家試験は，易しく，合格率も良かった．今回も問題と解説とを第6版の追補版としてお届けする．

　全体としては，臨床的に役立つ良問が多かったが，気になる問題が2～3見受けられた．また，選択肢に実際に存在しない術式や病名も見られた．

　該当問題の解説にも述べたが，次に例を示す．

　午前68問の12歳の女児で複視を主訴とした症例．視力は右1.2（矯正不能），左0.3（1.2×－3.00D＝cyl－0.50 D 180°）．片眼では複視は認めない．その原因の正解の一つが不同視であった．片眼の裸眼視力が低下しただけで，複視を訴えることはない．また，完全矯正した場合の不等像にしても複視を訴えることは考えられないが，矯正前に来院した症例である．午前74問の不同視弱視の症例の答は調節麻痺薬点眼後の屈折値を完全矯正したものが正解であった．調節麻痺薬点眼後の値から生理的トーヌスを減じた値を正解の選択肢とするべきであった．また，午前66問のV型間欠性外斜視に対しての手術の選択肢に両眼上斜筋前部後転というのがあるが，このような術式は現在どのような症例にも行われていない．午前31問の選択肢のX型内斜視というのも実存しない．国家試験問題の正解は，国家が認めたことになるからこそ誤った知識を得るような問題は良くない．

　本書は，第6版の追補版として，第43回から毎回発刊していたが，追補版も6冊目となり，そろそろ第7版を考える時期である．第7版については，どのように編集をするか検討中である．受験対策ばかりでなく，卒後教育にも役立つものが出来たら良いと考えている．

　本書の利用に当たっては，「視能学第2版」と「視能訓練士セルフアセスメント第6版」「第6版追補版（第43～47回）」を併用すると便利である．

　従来，問題の整理には田中絵理助教の協力を得ていたが，今回から編集協力者として参加，そのほか若手も加わって校正など強化することとした．

平成30年5月

丸尾　敏夫
久保田伸枝

視能訓練士国家試験　客観式問題　分類および問題数

分類	43回		44回		45回		46回		47回		48回	
【Ⅰ】基礎医学大要												
1. 人体の構造と機能及び心身の発達・加齢	4	4	5	5	3	3	4	4	6	6	4	4
2. 疾病と障害の成り立ち及び回復過程の促進	6	6	4	4	4	4	2	2	1	1	3	3
3. 視覚機能の基礎と検査機器												
A．眼の解剖と生理・病理・免疫・遺伝	7	8	9	9	9	9	7	8	10	10	5	5
B．生体と検査機器	1		0		0		1		0		0	
4. 保健医療福祉と視能障害のリハビリテーションの理念	4	4	3	3	5	5	8	8	3	3	7	7
【Ⅱ】基礎視能矯正学												
1. 視能矯正の枠組み	0	0	0	0	0	0	0	0	0	0	0	0
2. 両眼視機能と眼球運動												
A．外眼筋の作用と眼球運動	1	5	4	7	2	6	3	5	5	8	4	9
B．輻湊・開散・AC/A比	2		2		4		2		2		4	
C．両眼視	2		1		0		0		1		1	
3. 視覚生理学の基礎												
A．形態覚	2	9	4	17	2	9	1	11	4	15	3	16
B．視野	3		5		3		5		6		4	
C．色覚・光覚	2		3		3		1		3		6	
D．眼の電気生理	2		5		1		4		2		3	
4. 生理光学												
A．眼球光学	1	13	0	12	3	17	1	10	5	13	3	15
B．屈折・調節の異常	0		0		2		1		0		3	
C．屈折・調節の検査	4		6		2		6		1		4	
D．屈折・調節の矯正	8		6		10		2		7		5	
【Ⅲ】視能検査学												
1. 眼科検査学	12	12	15	15	13	13	11	11	16	16	7	7
2. 眼科薬理学	2	2	4	4	3	3	7	7	6	6	6	6
【Ⅳ】視能障害学												
1. 眼疾病学												
A．眼瞼・顔面・涙器	4	25	4	26	2	24	0	25	4	25	1	27
B．結膜・角膜・強膜	4		1		1		3		3		6	
C．水晶体・緑内障	2		0		4		2		2		3	
D．ぶどう膜	2		1		1		2		2		1	
E．網膜・硝子体	3		1		5		6		4		3	
F．視神経・視路	0		2		1		0		1		1	
G．瞳孔	2		4		3		2		1		1	
H．眼振	3		5		1		1		4		3	
I．心因性視覚障害	0		3		1		1		1		1	
J．全身疾患と眼	2		1		0		3		1		2	
K．症候群・組合せ・症状	2		3		4		5		1		1	
L．外傷	1		1		1		0		1		1	
【Ⅴ】視能訓練学												
1. 斜視												
A．斜視検査	16	16	15	15	12	12	10	10	13	13	8	8
B．斜視治療												
a．斜視の光学的治療	5	10	1	5	1	6	1	10	3	7	1	8
b．斜視手術	5		4		5		9		4		7	
C．各型												
a．内斜視	4	18	0	11	3	23	2	24	2	13	1	17
b．外斜視	3		1		3		2		2		1	
c．その他の斜視	3		4		4		2		2		3	
d．眼性頭位異常・麻痺性斜視	4		4		9		15		4		6	
e．斜視特殊型	4		2		4		3		3		6	
2. 弱視	7	7	6	6	7	7	3	3	2	2	6	6
3. ロービジョン	4	4	4	4	2	2	5	5	4	4	7	7
4. 臨床心理	0	0	0	0	0	0	0	0	0	0	0	0
5. 視能訓練												
A．弱視訓練	2	7	1	7	2	7	3	7	4	8	1	5
B．斜視訓練	5		6		5		4		4		4	

本書の使い方

1. 問題の配列
   - 本書には第48回の視能訓練士国家試験の全客観式問題の問題・解答が掲載されています．
   - 問題の分類は視能訓練士国家試験出題基準（平成25年版）を基にし，学習しやすいよう順番を一部変更しています．

2. 写真問題
   - 視能訓練士国家試験で使われた「別冊」の写真は，「別図」として各問題ごとに振り分けて挿入してあります．その際，一部の写真は縮小してレイアウトしてあります．
   - カラー写真とモノクロ写真は，実際の出題通りに掲載しています．

3. ○×の定義
   - 解説は選択肢ごとに，設問に対しての正答肢○，誤答肢×を付してあります．
   - したがって'誤っているものはどれか'の問いに対しては，誤っているものが○で，正しいものが×となっていますのでご注意下さい．

4. 出題者の立場での解答
   医学系の試験問題では，明らかに間違いの選択肢はナンセンス肢とされ，単純択一形式の問題では，どの選択肢も間違いではないが最もよいものを選ばせるのが良問とされます．本書ではこの視点から，出題者の立場での解答をしています．

5. 下敷きの利用法
   「視能訓練士セルフアセスメント第6版」には赤い下敷きが挟み込んであります．
   これを本書にあてると，○×および解答が見えなくなります．自習用に利用して下さい．

凡例

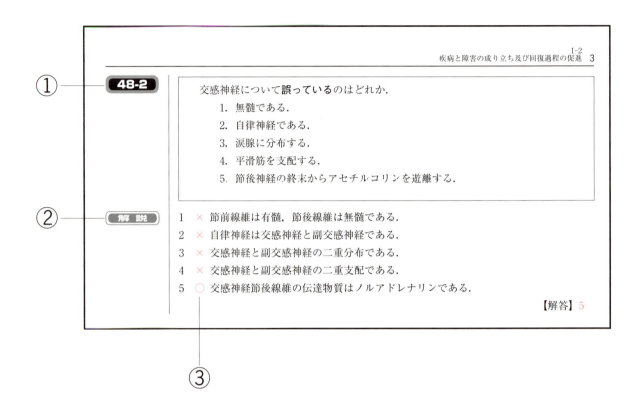

①問題番号の表記

午前と午後の全問題が客観式である第48回は通し番号としました．
例）第48回 午前 問題75 → 48-75 ／ 第48回 午後 問題1 → 48-76

②解説

○×の根拠を簡略に示してあります．

③○×の定義

○×は設問に対して合っているか否かを表しています（二重否定問題にご注意下さい）．

多肢選択式問題の形式による分類

視能訓練士国家試験問題の出題形式は，以下のように分類されます．

1. A type：単純択一形式
設問に対して五つの選択肢のうちから一つの正解肢を選ばせる形式．

> 外眼筋麻痺で外方回旋偏位となるのはどれか．
> a 内直筋
> b 外直筋
> c 上直筋
> d 下直筋
> e 下斜筋

2. X(2) type：多真偽形式（五肢複択形式）（定数2肢）
設問に対して五つの選択肢を置き，その肢のうちから適切な二つを選択させる形式．

> 健常成人で血管が存在する組織はどれか．2つ選べ．
> a 角膜
> b 水晶体
> c 硝子体
> d 脈絡膜
> e 視神経

3. K(2) type：多真偽形式（定数2肢）
設問に対して五つの選択肢を置き，その肢二つを組み合せた五つの解答コードのうちから適切な一つを選ばせる形式．

> 房水排出に関与するのはどれか．
> (1) 角膜内皮
> (2) 毛様体突起
> (3) 線維柱帯
> (4) シュレム管
> (5) 硝子体腔
> a (1), (2)　b (1), (5)　c (2), (3)　d (3), (4)　e (4), (5)

4. K(3) type：多真偽形式（定数3肢）
設問に対して五つの選択肢を置き，その肢の三つを組み合せた五つの解答コードのうちから適切な一つを選ばせる形式．

> 上下偏位が左方視で大きくなる場合の麻痺筋はどれか．
> (1) 右眼上直筋
> (2) 右眼上斜筋
> (3) 右眼下斜筋
> (4) 左眼下直筋
> (5) 左眼上斜筋
> a (1), (2), (3)　b (1), (2), (5)　c (1), (4), (5)
> d (2), (3), (4)　e (3), (4), (5)

※上記以外の形式は現在国家試験では使用されていません．
※第36回〜第48回はA typeとX(2) typeのみが出題されています．

第48回
視能訓練士国家試験問題・解説

- [Ⅰ] 基礎医学大要 ──── 2
  1. 人体の構造と機能及び
     心身の発達・加齢　2
  2. 疾病と障害の成り立ち及び
     回復過程の促進　3
  3. 視覚機能の基礎と検査機器　4
     A. 眼の解剖と生理・病理・免疫・遺伝
     B. 生体と検査機器
  4. 保健医療福祉と視能障害の
     リハビリテーションの理念　6

- [Ⅱ] 基礎視能矯正学 ──── 9
  1. 視能矯正の枠組み
  2. 両眼視機能と眼球運動　9
     A. 外眼筋の作用と眼球運動
     B. 輻湊・開散・AC/A比
     C. 両眼視
  3. 視覚生理学の基礎　12
     A. 形態覚
     B. 視野
     C. 色覚・光覚
     D. 眼の電気生理
  4. 生理光学　19
     A. 眼球光学
     B. 屈折・調節の異常
     C. 屈折・調節の検査
     D. 屈折・調節の矯正

- [Ⅲ] 視能検査学 ──── 25
  1. 眼科検査学　25
  2. 眼科薬理学　27

- [Ⅳ] 視能障害学 ──── 30
  1. 眼疾病学　30
     A. 眼瞼・顔面・涙器
     B. 結膜・角膜・強膜
     C. 水晶体・緑内障
     D. ぶどう膜
     E. 網膜・硝子体
     F. 視神経・視路
     G. 瞳孔
     H. 眼振
     I. 心因性視覚障害
     J. 全身疾患と眼
     K. 症候群・組み合わせ・症状
     L. 外傷

- [Ⅴ] 視能訓練学 ──── 42
  1. 斜視　42
     A. 斜視検査
     B. 斜視治療
        a. 斜視の光学的治療
        b. 斜視手術
     C. 各型
        a. 内斜視
        b. 外斜視
        c. その他の斜視
        d. 眼性頭位異常・麻痺性斜視
        e. 斜視特殊型
  2. 弱視　57
  3. ロービジョン　61
  4. 臨床心理
  5. 視能訓練　64
     A. 弱視訓練
     B. 斜視訓練

I-1. 人体の構造と機能及び心身の発達・加齢

48-1

抗体を産生する細胞はどれか.
1. 好酸球
2. 好中球
3. T細胞
4. 形質細胞
5. マクロファージ

解説 抗体とは液性免疫応答にかかわる成分で，全身で反応する．
1 × I型アレルギーや寄生虫の感染などで増加.
2 × 貪食作用.
3 × 貪食作用が中心のリンパ球（細胞性免疫応答）.
4 ○ Bリンパ球が成熟したもので，抗体を産生.
5 × 単球が成熟した組織中の貪食細胞（細胞性免疫応答）.

【解答】4

48-76

脳神経と脳幹から出る部位の組合せで正しいのはどれか.
1. 動眼神経————大　脳
2. 滑車神経————間　脳
3. 三叉神経————中　脳
4. 外転神経————橋
5. 顔面神経————延　髄

解説 脳幹は脳と脊髄をつなぎ，間脳，中脳，橋，延髄に分けられる.
1 × 中脳
2 × 中脳
3 × 橋
4 ○
5 × 橋

【解答】4

48-82

外側膝状体が存在するのはどれか.
1. 橋
2. 間　脳
3. 小　脳
4. 大　脳
5. 中　脳

解説
1 ×
2 ○ 外側膝状体のほか，松果体や視床下部の部位である.
3 ×
4 ×
5 ×

【解答】2

48-2

交感神経について**誤っている**のはどれか．
1. 無髄である．
2. 自律神経である．
3. 涙腺に分布する．
4. 平滑筋を支配する．
5. 節後神経の終末からアセチルコリンを遊離する．

解説

1 × 節前線維は有髄，節後線維は無髄である．
2 × 自律神経は交感神経と副交感神経である．
3 × 交感神経と副交感神経の二重分布である．
4 × 交感神経と副交感神経の二重支配である．
5 ○ 交感神経節後線維の伝達物質はノルアドレナリンである．

【解答】5

I-2. 疾病と障害の成り立ち及び回復過程の促進

48-3

染色体異常が原因となるのはどれか．
1. Down 症候群
2. Fisher 症候群
3. Marfan 症候群
4. Sjögren 症候群
5. Stevens-Johnson 症候群

解説

1 ○ 21トリソミーの染色体異常である．
2 × 免疫介在性の神経疾患である．
3 × 遺伝子の異常である．
4 × 自己免疫疾患である．
5 × 薬物あるいは食物に対する過敏症として生じる．

【解答】1

48-78

ミトコンドリア病はどれか．2つ選べ．
1. Basedow 病
2. 先天色覚異常
3. Sjögren 症候群
4. Kearns-Sayre 症候群
5. Leber 遺伝性視神経症

解説

視能学第 2 版 p375 参照

ミトコンドリアとは細胞質中に多数存在し独自の DNA をもち，細胞の主なエネルギー源となる組織である．ミトコンドリア病は筋力の低下や筋緊張低下などを生じる疾患である．
1　× 甲状腺機能亢進症でみられる．
2　× 染色体遺伝でみられる．
3　× リンパ球が自己の涙腺や唾液腺に浸潤し破壊する自己免疫疾患である．
4　○
5　○

【解答】4，5

48-6

自己免疫疾患はどれか．2 つ選べ．
1. 視神経脊髄炎
2. 重症筋無力症
3. Parkinson 病
4. 網膜色素変性
5. 慢性進行性外眼筋麻痺

解説

1　○ 抗アクアポリン 4 抗体に対する自己免疫疾患である．
2　○ アセチルコリン受容体に対する自己免疫疾患である．
3　× 神経伝達物質ドーパミンの減少による疾患である．
4　× 遺伝子変異による視細胞を中心とした変性疾患である．
5　× ミトコンドリア遺伝子の異常である．

【解答】1, 2

I-3. 視覚機能の基礎と検査機器

48-77

最も硝子体側にあるのはどれか．
1. 網膜神経線維層
2. 錐体細胞
3. 内顆粒層
4. 内境界膜
5. 内網状層

解説

網膜の 10 層は硝子体側から，内境界膜，神経線維層，神経節細胞層，内網状層，内顆粒層，外網状層，外顆粒層，外境界膜，視細胞層，網膜色素上皮層である．

【解答】4

48-83

房水について**誤っている**のはどれか．
1. 透明である．
2. 蛋白質に富む．
3. 瞳孔領を通る．
4. 毛様体で産生される．
5. 線維柱帯から流出する．

解説

1 ×
2 ○ 血液房水関門機能により蛋白濃度はわずかである．
3 ×
4 ×
5 ×

【解答】2

48-81

眼瞼の知覚神経はどれか．
1. 動眼神経
2. 滑車神経
3. 三叉神経
4. 外転神経
5. 顔面神経

解説

1 × 運動神経
2 × 眼瞼とは関係のない運動神経
3 ○ 三叉神経第1枝眼神経（上眼瞼）と第2枝上顎神経（下眼瞼）が分布する．
4 × 眼瞼とは関係のない運動神経
5 × 基本的に運動神経

【解答】3

48-117

鼻涙管に至る涙液の排出路の順序で正しいのはどれか．
1. 涙　点——涙　嚢——涙小管——総涙小管——鼻涙管
2. 涙　点——涙小管——総涙小管——涙　嚢——鼻涙管
3. 涙　点——涙小管——涙　嚢——総涙小管——鼻涙管
4. 涙　点——総涙小管——涙　嚢——涙小管——鼻涙管
5. 涙　点——総涙小管——涙小管——涙　嚢——鼻涙管

解説

涙液は上下の涙点から涙小管で導涙され，合流した総涙小管が涙嚢に接続する．

【解答】2

48-19

放射線感受性が最も高い組織はどれか．
1. 結　膜
2. 網　膜
3. 視神経
4. 水晶体
5. 脈絡膜

解説

細胞分裂が盛んで，分化の程度の低い細胞ほど，放射線感受性は高い．
1 ×
2 ×
3 ×
4 ○ 水晶体上皮細胞は常に増殖し，水晶体線維細胞に分化している．そのため水晶体は放射線によって障害を受けやすく，放射線白内障を生じる．
5 ×

【解答】4

I-4. 保健医療福祉と視能障害のリハビリテーションの理念

48-22

インフォームドコンセントについて正しいのはどれか．2つ選べ．
1. 医療従事者が治療を受ける場合にも必要とされる．
2. 説明を受ける側の理解度を考慮する必要がある．
3. 治療におけるデメリットの説明は不要である．
4. プライバシーの保護は不要である．
5. 本人の意思に反して介入することが求められる．

解説

視能学第2版 p203参照
1 ○
2 ○
3 × 治療におけるメリットのみならずデメリットの説明も必要である．
4 × プライバシーは尊重する．
5 × 選択の自由と自己決定の権利がある．

【解答】1, 2

48-85

チーム医療について**適切でない**のはどれか．
1. 多種多様なスタッフが互いに連携・補完し合い，患者に医療を提供することである．
2. 推進するためには，各医療スタッフの専門性の向上が必要である．
3. 推進すると，各医療スタッフの役割は小さくなる．
4. 医療安全の向上がもたらされる．
5. 視能訓練士も一員である．

解説
1 ×
2 ×
3 ○ 役割を定型化するものではなく，状況に応じた取組みが必要とされる．
4 ×
5 ×

【解答】3

48-20

診療録について**誤っている**のはどれか．
1. 患者本人であれば無断でコピーしてよい．
2. 見読性の確保が必要である．
3. 電子媒体と紙媒体の保存が認められている．
4. 保存性の確保が必要である．
5. 紙媒体の外部保存は認められている．

解説
視能学第2版 p455 参照
1 ○ 患者本人であっても無断でコピーしてはならない．
2 ×
3 ×
4 ×
5 ×

【解答】1

48-21

患者の診療録について，法令で定められている最終診察日からの保存期間［年］はどれか．
1. 1
2. 3
3. 5
4. 8
5. 10

解説
視能学第2版 p455 参照

【解答】3

48-98

報告が必要なアクシデントはどれか．2つ選べ．
1. 検眼レンズを破損した．
2. 患者の名前を読み間違えた．
3. 点眼する左右眼を間違えた．
4. 検査時に患者が転倒し骨折した．
5. 診察券と診療録の不一致に気付き検査前に訂正した．

解説

視能学第2版 p460 参照

アクシデントとは誤った医療行為などにより患者に死亡, 障害, 疾病, 被害などの損失を引き起こす出来事のことである.

1　×
2　×
3　○　レベル1（要観察）にあたる. 患者への実害はなかったが, なんらかの影響を与えた可能性があり, 観察強化や心身への配慮が必要となる.
4　○　レベル3（要治療）にあたる. 患者に治療が必要となる.
5　×　レベル0（ヒヤリ・ハット）にあたる. 間違ったことが発生したが, 患者には実施されなかった.

【解答】3, 4

48-9

リハビリテーションで**誤っている**のはどれか.
1. 障害の予防を含む.
2. 療育は類義語である.
3. 多職種がチームで行う.
4. 人間の権利や尊厳を回復する.
5. 後天性障害ではハビリテーションと呼ぶ.

解説

視能学第2版 p474 参照

1　×
2　×
3　×
4　×
5　○　先天性障害ではハビリテーションと呼ぶ.

【解答】5

48-10

指定難病で**ない**のはどれか.
1. 黄斑ジストロフィ
2. 視神経脊髄炎
3. 網膜色素変性
4. 緑内障
5. Leber遺伝性視神経症

解説

指定難病とは難病医療法に基づいて厚生労働大臣が指定する疾患である. 原因が明らかでなく治療方法が確立していない希少な疾病である. 長期の療養を必要とする難病のうち患者数が人口の0.1％程度以下で, 客観的な診断基準が成立しているものをいう. 医療費助成の対象となる. 緑内障は難病に指定されていない.

【解答】4

II-2. 両眼視機能と眼球運動

48-128

反対側の神経核に支配されているのはどれか．2つ選べ．
1. 上直筋
2. 下直筋
3. 上斜筋
4. 下斜筋
5. 内直筋

解説

動眼神経では，上直筋核は対側の上直筋を支配する．ほかの核（内直筋核，下直筋核，下斜筋核）は同側の筋を支配する．滑車神経核は対側の上斜筋を支配する．

【解答】1，3

48-96

下斜筋について正しいのはどれか．
1. 外転作用を有する．
2. 滑車神経支配である．
3. 外眼筋の中で最も長い．
4. 内方回旋作用を有する．
5. 内直筋付着部より約10 mm後方に付着する．

解説

1 ○
2 × 動眼神経支配である．
3 × 最も長いのは上斜筋で約60 mmあるが，その半分は腱である．下斜筋は最も短く35～38 mmである．
4 × 外方回旋作用を有する．
5 × 外直筋付着部より約10 mm後方に付着する．

【解答】1

48-109

右眼下直筋の間接はりあい筋が最大の上下偏位を示す作用方向はどれか．
1. 右　上
2. 右　下
3. 下
4. 左　下
5. 左　上

解説

右眼下直筋の間接はりあい筋は，右眼下直筋のともむき筋である左眼上斜筋の直接はりあい筋（左眼下斜筋）である．左眼下斜筋は51°内転位で上転作用が最大になるので，右上を見たときに上下偏位が最大となる．

【解答】1

48-49

左上斜筋麻痺で回旋偏位が最大になる視方向はどれか．
1. 正面視
2. 右上方視
3. 右下方視
4. 左上方視
5. 左下方視

解説　上斜筋は51°内転位で下転作用が最大となり，外転位に向かうにつれて内方回旋作用と水平作用が大きくなる．左上斜筋麻痺なので右下方視で上下偏位は最大になり，左下方視で回旋および水平偏位は最大となる．

【解答】5

48-54

調節と輻湊について正しいのはどれか．**2つ選べ**．
1. 遠視眼で遠方視時に調節は働かない．
2. 調節時は水晶体前面の曲率半径が大きくなる．
3. 非屈折性調節性内斜視は二重焦点レンズの適応となる．
4. 屈折性調節性内斜視の治療は遠視を眼鏡で完全矯正する．
5. 正視の人が1mを注視した場合，1/2 MA〈meter angle〉の輻湊が必要である．

解説

1 × 遠視眼では遠見時にも調節して網膜上に焦点を結ぶ．したがって調節が働く．
2 × 調節時は水晶体が前方に膨隆して厚みを増し，屈折力を増加させるため，曲率半径は小さくなる．
3 ○ 非屈折性調節性内斜視は高AC/A比が原因で生じる内斜視である．したがって二重焦点レンズの適応となる．
4 ○ 屈折性調節性内斜視は，遠視があり，明視を得ようとして過大に調節することで生じる内斜視である．したがって遠見完全矯正が原則である．
5 × 輻湊角（meter angle）は，眼から注視点までの距離をamとした場合，1/aで表される．したがって1/1となり，1 MAの輻湊が必要となる．

【解答】3, 4

48-103

確定診断のためにgradient法が必要な疾患はどれか．
1. 急性内斜視
2. 周期内斜視
3. 感覚性内斜視
4. 部分調節性内斜視
5. 非屈折性調節性内斜視

解説 gradient 法は AC/A 比を測定する検査法である．

1 ×
2 ×
3 ×
4 ×
5 ○ 非屈折性調節性内斜視は高 AC/A 比が原因で生じる内斜視である．

【解答】5

48-86

AC/A 比に影響を**与えない**のはどれか．
1. トロピカミド
2. アトロピン硫酸塩
3. ジスチグミン臭化物
4. ピロカルピン塩酸塩
5. チモロールマレイン酸塩

解説 副交感神経作動薬（ピロカルピン，抗コリンエステラーゼ薬など）を点眼すると AC/A 比は減少，副交感神経遮断薬（アトロピン，トロピカミドなど）を点眼すると AC/A 比は増大する．

1 ×
2 ×
3 ×
4 ×
5 ○ 交感神経遮断薬である．

【解答】5

48-11

遠見眼位 8Δ の外斜位で −3.0 D のレンズを負荷したところ，眼位は 4Δ の内斜位となった．
AC/A 比 [Δ/D] はどれか．
1. 2
2. 4
3. 6
4. 8
5. 12

解説 AC/A 比を far gradient 法で計算する問題である．

$$\text{AC/A 比 }(\Delta/D) = \frac{\Delta_2 - \Delta_1}{\text{調節刺激量 (D)}}$$

調節負荷前の遠見眼位 Δ_1：-8Δ
調節負荷後の遠見眼位 Δ_2：$+4\Delta$
調節刺激量：3 D

数値を入れると，$\dfrac{(+4)-(-8)}{3} = 4(\Delta/D)$

【解答】2

48-12

Panum の融像感覚圏について正しいのはどれか．
1. ホロプタ円を含まない．
2. 圏外では複視を生じない．
3. 立体視の成立に関与しない．
4. 中心窩付近で狭く周辺網膜で広い．
5. 両眼の網膜対応点を結ぶ軌跡のことである．

解説

1 × ホロプタ円を含む．
2 × Panum の融像感覚圏外で複視を生じる．
3 × 立体視を得るのに役立つ．
4 ○
5 × 両眼の網膜対応点を結ぶ軌跡をホロプタ円と呼ぶ．ホロプタ円を含み，融像できる範囲が Panum 融像圏である．

【解答】4

II-3. 視覚生理学の基礎

48-101

視力検査について正しいのはどれか．
1. 2歳児に並列視力表を用いる．
2. EOG は他覚的視力検査法である．
3. 遠見の視力検査は 2 m の距離で行う．
4. 2点を識別できる閾値は最小分離閾値である．
5. 森実式ドットカードは遠見の視力検査法である．

解説

1 × 並列視力表は 6〜8 歳から使用可能．
2 × EOG（眼球電図）は網膜色素上皮の機能，眼球運動の検査として用いる．
3 × わが国では，通常 5 m の距離で行う．
4 ○
5 × 近見の自覚的視力検査法である．2歳ころから可能．

【解答】4

48-99

乳児の視力検査で用いる視標はどれか．
1. 絵
2. 縞
3. 字づまり
4. 字ひとつ
5. 森実式ドットカード

解説

「乳児」は1歳未満を指す．自覚的検査は行えず，他覚的検査を用いる．

1 × 自覚的検査　呈示した絵視標の名前を言える，または手元の見本から同じ絵を選ぶ能力が必要である．2歳6か月ころから可能．
2 ○ 縞視標を用いた preferential looking 法は他覚的検査で，乳児でも検査可能である．
3 × 自覚的検査　6〜8歳から可能．読み分け困難の影響を避けるためである．
4 × 自覚的検査　3歳ころから可能．
5 × 自覚的検査　2歳ころから可能．

【解答】2

48-100

ETDRSチャートの検査距離［m］はどれか．
1. 2
2. 3
3. 4
4. 5
5. 6

解説

ETDRSチャートの検査距離は4mである．

【解答】3

48-25

Bjerrum暗点をきたす疾患はどれか．
1. 緑内障
2. 視神経炎
3. 網膜剥離
4. 加齢黄斑変性
5. 網膜色素変性

解説

1 ○
2 × 視神経炎は中心暗点や盲点中心暗点を呈する．
3 × 網膜剥離は剥離部位に一致した視野異常を呈する．
4 × 加齢黄斑変性は中心暗点を呈する．
5 × 網膜色素変性はその進行の度合いにより，輪状暗点から求心狭窄へ移行する．

【解答】1

48-41

障害された際に同名半盲をきたす部位はどれか．2つ選べ．
1. 視神経
2. 視交叉
3. 視索
4. 前頭葉
5. 側頭葉

解説

1 × 視神経の障害では障害された一眼の視野のみが異常となる．
2 × 視交叉の障害では両耳側半盲を呈する．
3 ○ 視索の障害では同名半盲（黄斑分割）をきたす．
4 × 前頭葉の障害では視野障害をきたさない．
5 ○ 側頭葉の障害では上方同名四半盲を呈する．

【解答】3, 5

48-104

視野と疾患の組合せで正しいのはどれか．
1. 水平半盲――――――網膜色素変性
2. 中心暗点――――――早期緑内障
3. Seidel暗点―――――虚血性視神経症
4. 両耳側半盲――――――下垂体腺腫
5. 求心性視野狭窄―――視神経炎

解説

1 × 水平半盲は虚血性視神経症でみられる．
2 × 中心暗点は黄斑疾患や視神経炎でみられる．
3 × Seidel暗点はMariotte盲点の拡大として動的視野検査では重要視されてきたが，静的自動視野検査では一般的に認められず，現在その意義は否定的である．
4 ○
5 × 求心性視野狭窄は緑内障末期，網膜色素変性末期，心因性視野障害などで起こる．

【解答】4

48-126

緑内障の視野異常はどれか．
1. 楔状欠損
2. 同名半盲
3. 鼻側階段
4. 輪状暗点
5. ラケット状暗点

解説

1 × 垂直経線を境界とする半盲性の楔状欠損では外側膝状体などの視路疾患を考える．Mariotte盲点を頂点とした欠損の場合，網膜神経線維束欠損が視神経乳頭鼻側に初発したと考えられる非定型的な緑内障の場合もある．
2 × 同名半盲は視交叉より後方の視路疾患である．
3 ○
4 × 輪状暗点は網膜色素変性でみられる．
5 × ラケット状暗点（盲点中心暗点）は，視神経症など乳頭黄斑線維束の障害でみられる．

【解答】3

48-88

青色光の波長［nm］はどれか．
1. 100〜　150
2. 200〜　350
3. 380〜　500
4. 600〜　780
5. 800〜1,000

解説

1 × 紫外線
2 × 紫外線
3 ○
4 × 赤色光
5 × 赤外線

【解答】3

48-89

暗所視について正しいのはどれか．
1. 色弁別能は高い．
2. 錐体細胞が働く．
3. 屈折は遠視化する．
4. 空間周波数特性は高い．
5. 分光視感度ピークは 510 nm である．

解説

1 × 色弁別能はない．
2 × 杆体細胞が働く．
3 × 屈折は近視化（夜間近視）する．
4 × 空間周波数特性（視力）は低い．
5 ○

【解答】5

48-17

光覚検査が診断に有用な疾患はどれか．
1. 白内障
2. 緑内障
3. 網膜剝離
4. 網膜色素変性
5. 中心性漿液性脈絡網膜症

解説 　光覚検査として一般的に臨床で用いられるのは暗順応検査である．暗順応検査では杆体および錐体機能の異常の有無と程度を評価する．したがって，これらの機能が障害される網膜色素変性，錐体ジストロフィ，先天1色覚，先天停止性夜盲，小口病，眼底白点症などの疾患が対象となる．

1 ×
2 ×
3 ×
4 ○ 錐体系・杆体系暗順応の消失・遅延・閾値上昇．
5 ×

【解答】4

48-95

色覚検査でないのはどれか．
1. パネル D-15
2. SPP-2 テスト
3. Hess 赤緑試験
4. 100 ヒューテスト
5. アノマロスコープ

解説
1 ×
2 ×
3 ○ 眼球運動検査
4 ×
5 ×

【解答】3

48-43

先天色覚異常の程度判定に最も適しているのはどれか．
1. パネル D-15
2. 石原色覚検査表
3. ランタンテスト
4. 100 ヒューテスト
5. アノマロスコープ

解説
1 ○ パネル D-15 は異常の程度を pass 群（中等度以下）と fail 群（強度）の 2 群に判定する検査法である．
2 × 石原色覚検査表はスクリーニングに用いる．
3 × ランタンテストは色覚検査の診断を目的としたものではなく，職業適性検査として用いる．
4 × 100 ヒューテストは程度判定に用いられるが，主として後天色覚異常の評価に使用する．
5 × アノマロスコープは確定診断に用いる．

【解答】1

48-67

10歳の男児．学校の色覚検査で異常を指摘されて来院した．パネルD-15の結果を図に示す．

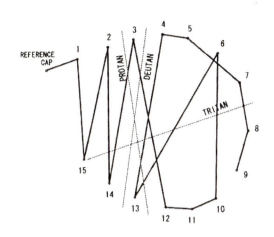

この症例について正しいのはどれか．
1. 1色型色覚である．
2. S錐体が障害されている．
3. 矯正視力は手動弁である．
4. 発症頻度は男性の5%程度である．
5. 第13染色体短腕に異常がみられる．

解説

パネルD-15の結果から，DEUTANの指示線に平行な横断線が2本以上あるので，色覚異常の程度はfail群（強度）で，分類は2型色覚と判定される．

1 × 1色型色覚は旧用語である．現在の用語での出題が望まれる．
2 × S錐体が障害されるのはS錐体1色覚である．
3 × 通常，視力に異常はない．
4 ○ 1型色覚と2型色覚を合わせた発生頻度が日本人男性の5%程度である．この問題では2型色覚と判定しているので明らかに5%より少ないはずである．しかし，ほかの選択肢に正解がないので4を選ばざるを得ない．
5 × X染色体長腕のXq28にL錐体とM錐体に対応したL遺伝子とM遺伝子が存在するといわれている．

【解答】4

48-14

フラッシュ ERG（**別図**）を示す．
矢印で示す反応に関与するのはどれか．
1. 視細胞
2. 水平細胞
3. 双極細胞
4. 網膜色素上皮細胞
5. アマクリン細胞

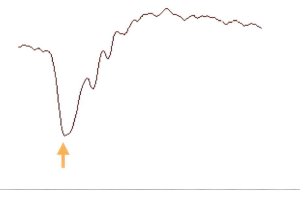

解説　視能学第2版 p 89，図5参照

矢印は，a 波である．フラッシュ ERG の場合，a 波は視細胞の錐体と杆体の両方が関与している．フラッシュ ERG に関する基本事項の問題である．それぞれの波形に対応する細胞は必ず覚えておきたい．

1 ○
2 ×　水平細胞を発生源とする波形は，現在時点ではないと考えられている．
3 ×　双極細胞を発生源とする波形は，b 波である．b 波には，Müller 細胞も関与していると考えられている．
4 ×　網膜色素上皮細胞を発生源とする波形は，c 波である．
5 ×　アマクリン細胞を発生源とする波形は，律動様小波（op 波）である．op 波には，網状層間細胞も関与していると考えられている．

【解答】1

48-114

先天停止性夜盲のフラッシュ ERG の所見で正しいのはどれか．
1. 正常波形
2. 全波形消失
3. a 波の減弱
4. b 波の減弱
5. c 波の消失

解説
1 ×
2 ×
3 ×
4 ○　先天停止性夜盲（狭義）のフラッシュ ERG の特徴は，b 波の減弱である．b 波の振幅が a 波より小さくなる波形を陰性型という．
5 ×

【解答】4

48-36

網膜色素上皮の機能を測定するのはどれか.
1. EMG
2. ENG
3. EOG
4. OCT
5. VEP

解説

1 × 筋電図,眼球運動障害やDuane症候群などの異常神経支配の診断.
2 × 電気眼振図,眼振の検査.
3 ○ 眼球電図,眼球運動を記録する.光や薬剤で電位変化を誘発して網膜色素上皮の機能を検査.
4 × 光干渉断層図,黄斑部や視神経乳頭部の断層像を描写する.
5 × 視覚誘発電位,網膜中心部から大脳中枢に至る視覚伝導路の機能の検査.

【解答】3

II-4. 生理光学

48-93

角膜の屈折率に最も近いのはどれか.
1. 1.25
2. 1.33
3. 1.38
4. 1.41
5. 1.50

解説

Gullstrand模型眼によれば角膜の屈折率は1.376である.
1 ×
2 × 1.336は房水と硝子体の屈折率である.
3 ○
4 × 1.41は無調節時の水晶体の屈折率である.
5 ×

【解答】3

48-15

光軸と注視線のなす角はどれか.
1. α 角
2. γ 角
3. θ 角
4. κ 角
5. λ 角

解　説
1　× 光軸と視軸のなす角である．
2　○
3　× 眼の軸と角度には関係ない．幾何学で一般的な角度を表す．
4　× 瞳孔中心線と視軸のなす角である．
5　× 瞳孔中心線と照準線のなす角である．

【解答】2

48-90
散瞳薬点眼後に遠方，近方ともに見えにくさを訴えた．
この訴えに関係しているのはどれか．
1. 回折の増加
2. 色収差の増加
3. 球面収差の増加
4. 網膜照度の低下
5. Purkinje 移動

解　説
1　× 回折は減少する．
2　× 色収差は波長により焦点距離が変わることである．
3　○
4　× 網膜照度は上昇する．
5　× 明所視と暗所視における波長の感度が異なることである．

【解答】3

48-45
他覚的屈折検査と自覚的屈折検査で屈折値が著しく異なるのはどれか．
1. 近　視
2. 乱　視
3. 不同視
4. 調節麻痺
5. 調節けいれん

解　説
1　×
2　×
3　×
4　× 動眼神経麻痺などによる調節麻痺では毛様体筋の弛緩により近見障害が起こる．
5　○ 毛様体筋の収縮が著明に持続しているため遠見障害が起こる．

【解答】5

48-87
強度近視の合併症はどれか．
1. 内斜視
2. 眼瞼下垂
3. 瞳孔不同
4. 輻湊不全
5. 上斜筋麻痺

解説 強度近視の合併症は病的近視由来の眼球後部の病変が主となるが，眼軸の伸展により，眼球が上直筋と外直筋の間から筋円錐外へ脱出し内転位で固定される後天固定内斜視がある．片眼または両眼の視力不良のものに多く，強度近視との関連が深い．

【解答】1

48-24

調節障害をきたす疾患はどれか．
1. 緑内障
2. 網膜剝離
3. 春季カタル
4. 動眼神経麻痺
5. クロロキン網膜症

解説 動眼神経は動眼神経副核（Edinger-Westphal 核）から出て瞳孔括約筋および毛様体筋を支配する．動眼神経麻痺では散瞳と調節障害が起こる．

【解答】4

48-23

検影法について正しいのはどれか．
1. 散瞳する必要がある．
2. 乱視の検出ができる．
3. 眼鏡装用下ではできない．
4. 検査の距離は一定である．
5. 両眼同時に行うことができる．

解説
1 × 散瞳は必須ではないが，散瞳すると観察しやすい．
2 ○
3 × 眼鏡装用下でもできる．
4 × 検査距離は 50 cm で行うことが多いが，必ずしも一定ではない．
5 × 片眼ずつ行う検査である．

【解答】2

48-141

8 歳の男児．学校健診で視力障害を指摘されて来院した．視力は右 0.6（1.2×−1.25 D◯cyl−0.50 D 10°），左 0.9（1.2×＋1.00 D◯cyl−1.50 D 180°）．両中間透光体および眼底に異常を認めない．
この症例の屈折について正しいのはどれか．
1. 右眼は近視性倒乱視である．
2. 右眼の等価球面値は −1.75 D である．
3. 左眼は混合乱視である．
4. 左眼は弱視である．
5. 左眼の等価球面値は ＋1.75 D である．

解 説

1 × 右眼は近視性直乱視である．
2 × 右眼の等価球面値は −1.50 D である．
3 ○
4 × 左眼は弱視ではない．
5 × 左眼の等価球面値は +0.25 D である．

【解答】3

48-16

−0.50 D の近視で，裸眼における近点が眼前 50 cm である場合の調節力［D］はどれか．
1. 0.5
2. 1.0
3. 1.5
4. 2.0
5. 2.5

解 説

視能訓練士セルフアセスメント第 6 版 p230（33-13）参照
調節力（D）＝遠点の屈折度−近点の屈折度から D＝−0.5＋2＝1.5

【解答】3

48-44

+2.00 D◯cyl−1.00 D 90°のレンズで完全矯正される眼で，2.0 D の調節力がある場合，眼鏡なしで遠方に置かれた点光源が見える形はどれか．
1. 縦の直線
2. 縦長の楕円
3. 正　円
4. 横長の楕円
5. 横の直線

解 説

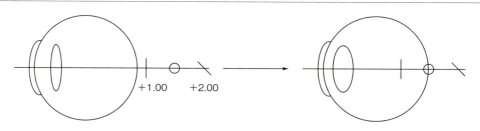

この眼における前焦線，最小錯乱円，後焦線を図示した．
裸眼の無調節状態では最小錯乱円が網膜後方にある．2.0 D の調節力のうち 1.5 D の調節力で最小錯乱円が網膜上になり，点光源が正円になる．

【解答】3

48-61

眼鏡について**誤っている**のはどれか．
1. 頂間距離は 12 mm に合わせる．
2. 屈折率が大きなレンズは薄くできる．
3. アッベ数が大きなレンズは色収差を生じやすい．
4. 遠用眼鏡では前傾角は 15～20° である．
5. 光学中心の高さは瞳孔中心の高さより下方に設定する．

解説

1 ×
2 ×
3 ○ アッベ数が小さなレンズは色収差を生じやすくなる．
4 ○ 遠用眼鏡では前傾角は約 5～10° である．
5 ×

【解答】3, 4（不適当問題：複数あるため）

48-59

ソフトコンタクトレンズの適応で**ない**のはどれか．
1. 近　視
2. 乱　視
3. 老　視
4. 不同視
5. 円錐角膜

解説

1 ×
2 ×
3 ×
4 ×
5 ○ ハードコンタクトレンズの適応である．

【解答】5

48-72

60 歳の女性．ハードコンタクトレンズを常用している．物が二重に見えるようになったことを主訴に来院した．眼位は正位である．視力は右 0.05（1.0×−9.00 D◯cyl−1.00 D 80°），左 0.06（1.5×−8.50 D◯cyl−2.00 D 100°）．角膜乱視は右 −0.50 D 170°，左 −0.75 D 180° である．

正しいのはどれか．**2 つ選べ**．
1. 不同視がある．
2. 角膜倒乱視がある．
3. 水晶体倒乱視がある．
4. プリズム眼鏡を処方する．
5. トーリックソフトコンタクトレンズを処方する．

| 解　説 |　60歳の女性で強度近視がある．物が二重に見えるようになったのは白内障による単眼複視が考えられる．角膜乱視と円柱度数（全乱視）の数値より，ハードコンタクトレンズ装用下での残余乱視は水晶体による倒乱視である．
1　×　左右の屈折度の差は2.00D以内なので不同視ではない．
2　×　角膜直乱視である．
3　○
4　×　眼位は正位なのでプリズム眼鏡は処方しない．
5　○

【解答】3, 5

48-92

レンズ前方50cmに物体がある．レンズの屈折力は+5.0Dである．
物体から出た光線がレンズ後方に集光する位置［cm］に最も近いのはどれか．
1. 10
2. 20
3. 33
4. 50
5. 100

| 解　説 |　視能訓練士セルフアセスメント第6版 p238（34-14）参照
U+D=V から −2+5=V　　V=+3
さらにV=1/vであることから 3=1/v　　v=0.333…
したがって，レンズから出て行く光線のvergenceは+3Dで収束光線となる．像はレンズ後方約33cmの位置にできる．

【解答】3

48-94

+4.0Dのレンズの中心から0.5cm下方に視線を向けるとき，垂直方向に生じるプリズム効果［Δ］はどれか．
1. 0
2. 2
3. 4
4. 6
5. 8

| 解　説 |　視能訓練士セルフアセスメント第6版 p245（32-14）参照
Prenticeの公式から P=hD(Δ)=0.5×4=2

【解答】2

Ⅲ-1. 眼科検査学

48-26

白色光を用いる中心フリッカ検査の正常限界フリッカ値〔Hz〕はどれか.
1. 5
2. 10
3. 20
4. 30
5. 40

解説

中心フリッカ検査は,視神経炎をはじめとする種々の視神経疾患の機能評価に有用である.限界フリッカ値は 35 Hz 以上を正常とする.

【解答】5

48-91

疾患と検査の組合せで**適切でない**のはどれか.
1. 緑内障————徹照法
2. 黄斑円孔————OCT
3. 視神経炎————VEP
4. 糖尿病網膜症————蛍光眼底造影
5. 網膜色素変性————ERG

解説

1 ○ 徹照法は細隙灯顕微鏡の観察方法の1つ.徹照法が有用なのは,角膜後面沈着物,角膜上皮の浮腫や変性,水晶体の混濁などの観察である.緑内障では通常のスリット観察で前房の深度を評価する.
2 × 黄斑円孔の診断,病期分類に OCT は必須である.
3 × 視神経疾患では,その程度にもよるが VEP が障害される.
4 × 蛍光眼底造影により,微細な血管障害を捉えることができる.
5 × 網膜色素変性では,初期より ERG が平坦型を示すことが多い.

【解答】1

48-110

スペキュラーマイクロスコープで測定できるのはどれか.
1. 角膜形状
2. 強主径線
3. 前房深度
4. 角膜実質含水量
5. 角膜内皮細胞密度

解説

スペキュラーマイクロスコープは生体の角膜内皮細胞を観察し,写真に記録する検査機器である.角膜内皮細胞密度や角膜厚を測定する.
1 × 角膜形状解析装置(トポグラフィ)で検査する.
2 × ケラトメータや角膜形状解析装置で検査する.
3 × 細隙灯顕微鏡で評価する.
4 × 細隙灯顕微鏡で浮腫の有無などは評価できるが,含水量を測定できるものはない.
5 ○

【解答】5

48-35

隅角検査が診断に有用な疾患はどれか．**2つ選べ**．
1. サルコイドーシス
2. 円錐角膜
3. 網膜剝離
4. 白内障
5. 緑内障

解説

1 ○ テント状の周辺虹彩前癒着は特徴的所見で診断に有用である．
2 × 角膜形状解析検査が有用である．
3 × 眼底検査が有用である．
4 × 細隙灯顕微鏡検査が有用である．
5 ○ 隅角検査は緑内障の診断（閉塞隅角，開放隅角など）において重要である．

【解答】1，5

48-40

蛍光眼底造影が診断に有用な疾患はどれか．
1. 黄斑前膜
2. 高血圧眼底
3. 糖尿病網膜症
4. 先天網膜分離症
5. 裂孔原性網膜剝離

解説

蛍光眼底造影は造影剤を肘静脈に点滴注入し，眼底に現れる様子をカメラで捉える血管造影である．これにより網膜血管の状態を把握することができる．

1 ×
2 ×
3 ○ 眼底所見が明らかでない初期の診断に有用である．新生血管からの蛍光漏出や，毛細血管閉塞による無血管領域の検出を行う．
4 ×
5 ×

【解答】3

48-113

インドシアニングリーン蛍光眼底造影検査について正しいのはどれか．
1. 定量的な検査である．
2. 非侵襲的な検査である．
3. 主に房水循環を評価する．
4. 脈絡膜新生血管の診断に有用である．
5. 造影剤の静注は視能訓練士が行うことができる．

解説 インドシアニングリーンを静脈から注入し，眼底を撮影する検査である．
1 × 定性的な検査である．
2 × 蛍光眼底造影剤を通常肘静脈に注射するため侵襲的である．
3 × 眼底の血管系を評価する方法である．
4 ○ インドシアニングリーン蛍光眼底造影検査は主に脈絡膜の血管系を，フルオレセイン蛍光眼底造影は主に網膜血管系を評価する方法である．
5 × 静脈注射は医師が行うべきであるが，状況に応じて医師の指示で看護師が行うこともできる．視能訓練士は医師の指示があっても静脈注射を行うことはできない．

【解答】4

48-111 視神経乳頭の浮腫を定量できるのはどれか．2つ選べ．
1. Goldmann 視野計
2. 三田式万能計測器
3. プリズムバー
4. 直像鏡
5. OCT

解説
1 × 視神経乳頭浮腫の場合，Goldmann 視野計にて盲点拡大を認めることがあるが，他の視神経疾患の可能性もあり，鑑別はできない．
2 × 三田式万能計測器は，瞳孔間距離や眼球突出の計測に使用する．
3 × 眼位定量検査に使用する．
4 ○ 視神経乳頭上に直像鏡で焦点の合うD（ジオプトリ）から定量する．
5 ○ 視神経の断層像を観察できる．

【解答】4, 5

Ⅲ-2. 眼科薬理学

48-79 副交感神経遮断薬はどれか．2つ選べ．
1. アセチルコリン塩化物
2. アトロピン硫酸塩
3. エドロホニウム塩化物
4. シクロペントラート塩酸塩
5. ピロカルピン塩酸塩

解説
1 × 副交感神経作動薬である．
2 ○
3 × 副交感神経作動薬である．
4 ○
5 × 副交感神経作動薬である．

【解答】2, 4

48-8

眼底検査を行う際に散瞳薬の点眼が禁忌となるのはどれか．
1. 狭隅角
2. 高齢者
3. 未熟児
4. Horner症候群
5. 正常眼圧緑内障

解説

散瞳することにより，狭隅角眼ではさらに隅角が狭くなり，眼圧上昇や緑内障発作をきたす恐れがある．

1 ○
2 × 注意する必要があるが，禁忌ではない．
3 × 散瞳薬が効きにくい症例がある．
4 × 縮瞳しているので散瞳しにくい．
5 × 開放隅角であるので散瞳によって眼圧が上昇することはない．

【解答】1

48-37

アトロピン硫酸塩点眼薬について**誤っている**のはどれか．
1. 劇薬である．
2. 全身吸収される．
3. 調節が麻痺する．
4. 治療にも使用する．
5. 交感神経を遮断する．

解説

1 × 劇薬とは，人や動物に副作用の危害を起こしやすい医薬品のことである．アトロピンは薬事法で劇薬に指定されている．
2 × 全身吸収されるので，顔面紅潮や発熱などの中毒症状が出る．
3 × 強力な調節麻痺作用を有する．
4 × 消炎作用があるため，虹彩毛様体炎などの治療に使用する．
5 ○ 副交感神経を遮断する．

【解答】5

48-116

薬剤と副作用の組合せで正しいのはどれか．
1. インターフェロン————外斜視
2. エタンブトール————輪状暗点
3. フェノチアジン————白内障
4. 副腎皮質ステロイド————眼圧低下
5. ベンザルコニウム塩化物————角膜障害

解説

1 × インターフェロンはウイルス性肝炎治療薬で，副作用として網膜症がみられる．
2 × エタンブトール視神経症を認め，主に中心暗点を呈する．輪状暗点は網膜色素変性症などでみられる．
3 × フェノチアジンは抗精神病薬で，角結膜の色素沈着や白内障を起こすことが知られている．
4 × ステロイド緑内障により，眼圧が上昇することがある．
5 ○ 点眼薬の防腐剤として広く用いられている．眼瞼や角膜上皮細胞に影響を与え，眼瞼炎や角膜上皮障害を起こすことがある．

正解は5であるが，3も副作用として起こすことがある．

【解答】5

48-4

視神経症の原因となる薬剤はどれか．
1. アミオダロン
2. エタンブトール
3. クロルプロマジン
4. ジアゼパム
5. プレドニゾロン

解説

1 × 抗不整脈薬．長期服用により角膜上皮に特徴的な混濁をもたらす（アミオダロン角膜症）．視神経症を起こすこともあるが稀．
2 ○ 抗結核薬．中毒性視神経症の原因となる薬物の代表である．
3 × 抗精神病薬．眼瞼，角結膜，水晶体前嚢，ぶどう膜，網膜色素上皮に色素が沈着する．
4 × ベンゾジアゼピン系向精神薬．視神経症は認めない．
5 × 副腎皮質ステロイド．白内障，緑内障などの原因となる．

【解答】2

48-5

ボツリヌス毒素注射の適応はどれか．**2つ選べ．**
1. 斜視
2. 兎眼
3. 加齢内反症
4. 眼瞼けいれん
5. 重症筋無力症

解説

1 ○ 斜視治療に適応が認められている．
2 × 手術
3 × 手術
4 ○ ボツリヌス毒素を眼瞼周囲に注射しけいれんを抑える．
5 × 抗コリンエステラーゼ薬の内服

【解答】1，4

IV-1. 眼疾病学

48-38

眼瞼下垂の原因でないのはどれか．
1. 下斜視
2. 重症筋無力症
3. 動眼神経麻痺
4. Horner 症候群
5. コンタクトレンズ装用

解説

1 ○ 眼位異常に伴う偽眼瞼下垂：下斜視になっている方の眼で固視させると眼瞼は挙上するので，鑑別できる．
2 ×
3 ×
4 × 交感神経麻痺による軽度眼瞼下垂．
5 × 長期装用が眼瞼下垂の原因となることがある．

【解答】1

48-39

アデノウイルス結膜炎で正しいのはどれか．
1. 空気感染する．
2. 院内感染の原因となる．
3. 潜伏期間は 1 日である．
4. 角膜には病変を生じない．
5. 一度感染すると終生免疫を獲得する．

解説

1 × 接触感染．汚れた手指で直接眼に触れた場合に感染する．
2 ○ 伝染力が非常に強いので，院内感染の原因となる．
3 × 潜伏期は，アデノウイルスの型で異なり，3 型が 4 日前後，8 型が 1 週間前後である．
4 × 角膜に障害が起こる場合が多い．特に 8 型では，角膜に点状の混濁が長く残る症例もある．
5 × 同じ型のウイルスでは免疫を獲得することが多いが，型の異なるウイルスに感染することがある．

【解答】2

48-115

感染するのはどれか．2 つ選べ．
1. 咽頭結膜熱
2. 急性霰粒腫
3. 急性出血性結膜炎
4. 急性涙囊炎
5. 麦粒腫

解説

1. ○ アデノウイルス3型による伝染性疾患.
2. × 感染症であるが，通常，他人に感染はしない.
3. ○ エンテロウイルスによる伝染性疾患.
4. × 通常，他人に感染はしない.
5. × 同上

【解答】1, 3

48-71

13歳の男子．アトピー性皮膚炎で治療中である．左眼の羞明と視力低下とを主訴に来院した．春先から両眼の異物感があったという．左眼の前眼部写真（**別図**）を示す．
この患者にみられるのはどれか．**2つ選べ**．

1. 麦粒腫
2. ドライアイ
3. 粘稠性の眼脂
4. 石垣状乳頭増殖
5. 点状表層角膜症

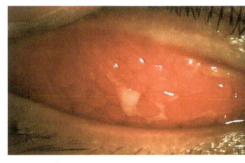
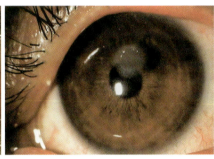

解説

アトピー性皮膚炎に合併してみられる典型的な春季カタルの症例である．
　左の図は，上眼瞼を反転したところの所見で，石垣状乳頭増殖と黄色の眼脂が付着しているのが認められる．右の図は，角膜所見であるが，瞳孔領の少し外上方に円形の角膜びらんが認められる．点状表層角膜症の所見もあるかもしれないが，フルオレセイン角膜染色を行っていないので不明である．

【解答】3, 4

48-118

角膜障害の原因と**ならない**のはどれか．

1. 帯状疱疹
2. 副鼻腔炎
3. 咽頭結膜熱
4. 春季カタル
5. 顔面神経麻痺

解説

1. × 眼部帯状疱疹は角膜障害を起こす.
2. ○
3. × 角膜障害が認められる.
4. × 角膜にも病変が波及する.
5. × 兎眼性角膜障害.

【解答】2

48-32

角膜内皮細胞密度が 500 個/mm^2 以下の症例に白内障手術を施行した場合，起こりやすい合併症はどれか．
1. 円錐角膜
2. 水疱性角膜症
3. 細菌性角膜潰瘍
4. 点状表層角膜症
5. 単純ヘルペス角膜炎

解説　角膜内皮細胞密度の正常値は，2,500〜3,000 個/mm^2 であるから，500 個/mm^2 以下の場合には，白内障手術は慎重に行わなければならない．内皮細胞密度が少ない場合には，術後角膜内皮の機能障害を起こす危険がある．
1　×
2　○　内皮が障害されると角膜上皮と Bowman 膜との間に水疱ができる．
3　×
4　×
5　×

【解答】2

48-142

22 歳の男性．円錐角膜のため経過観察中である．眼鏡で生活していたが，右眼の見えにくさを訴えて来院した．矯正視力が右（0.4×−3.00 D ○ cyl−4.00 D 40°）まで低下していたため，ハードコンタクトレンズ〈HCL〉が処方され，矯正視力は右（0.9×HCL）に改善した．
視力が改善した理由について最も考えられるのはどれか．
1. 視野の拡大
2. 透過率の変化
3. 涙液層の改善
4. 頂間距離の変化
5. 角膜不正乱視の矯正

解説
1　×
2　×
3　×
4　×
5　○　円錐角膜の不正乱視は，眼鏡レンズでは十分に矯正できない．

【解答】5

48-112

緑内障について正しいのはどれか．**2 つ選べ**．
1. 眼圧は正常範囲内でも発症する．
2. 高眼圧は危険因子である．
3. 視細胞が障害される．
4. スペキュラーマイクロスコープが診断に有用である．
5. EOG で異常を呈する．

解説

1. ○ 40歳以上の日本人における緑内障有病率は5.0％（正常眼圧緑内障3.6％）となっている．
2. ○ 視神経損傷が進行する．
3. × 網膜神経節細胞が障害される．
4. × 緑内障の定義には含まれない．角膜内皮障害の診断に有用．
5. × 緑内障の定義には含まれない．網膜疾患の診断に有用．

【解答】1，2

48-34

原発閉塞隅角緑内障において眼圧を上げる要因でないのはどれか．
1. 暗　所
2. 飲　水
3. 多　尿
4. うつ伏せ
5. カフェイン摂取

解説

合併あるいは症候群は別として，多尿は眼圧変動と無関係である．その他の条件は，開放隅角や狭隅角において眼圧上昇をきたしうる．

【解答】3

48-147

56歳の男性．眼底写真（別図）を示す．
この眼底写真から読み取れる所見はどれか．
1. 乳頭浮腫
2. 乳頭出血
3. 斑状出血
4. 網膜血管の拡張蛇行
5. 乳頭陥凹の求心性拡大

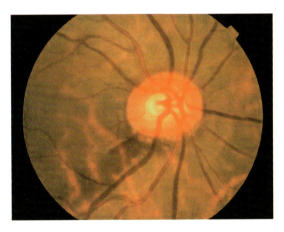

解説

1. × 乳頭境界鮮明である．
2. ○ 乳頭縁左下に線状出血がみられる．
3. × 所見はない．
4. × 所見はない．
5. × 所見はない．

【解答】2

48-120

Vogt-小柳-原田病について正しいのはどれか．2つ選べ．
1. 片眼性である．
2. 前房蓄膿を伴う．
3. 網膜剝離を伴う．
4. 豚脂様角膜後面沈着物がある．
5. 脈絡膜に対する自己免疫反応である．

解 説

Vogt-小柳-原田病はメラニン色素細胞を標的とする自己免疫性肉芽腫性炎症である．初期（初発）病変は後部ぶどう膜炎による滲出性網膜剝離の所見が主となる．慢性（再発）病変は前部ぶどう膜炎が主となり，結節（虹彩結節や豚脂様角膜後面沈着物）がみられる．

1 × 両眼性である．
2 × 典型は Behçet 病でみられる．
3 ○ 滲出性網膜剝離をきたす．
4 ○ 肉芽腫性ぶどう膜炎を示す所見である．
5 ○ ぶどう膜のほか，耳・髄膜・皮膚・毛髪が有メラニン組織である．

出題者は選択肢 4 でサルコイドーシスを想定していると思われるが，本疾患で誤りではない．

この問題は「選択肢の表現が不十分で正解を得ることが困難なため」という理由で採点対象から除外されている．

48-70

68 歳の男性．右眼の急激な視力低下を主訴に来院した．視力は右 0.02（矯正不能），左 1.5（矯正不能）．眼底写真（**別図 A**）とフラッシュ ERG（**別図 B**）とを示す．
考えられる疾患はどれか．
1. 後発白内障
2. 糖尿病網膜症
3. 網膜色素変性
4. 後部硝子体剝離
5. 網膜中心動脈閉塞症

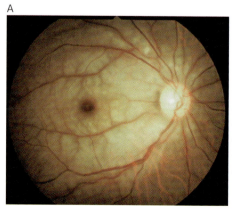

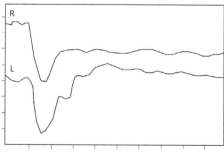

B フラッシュ ERG

解　説　眼底写真の混濁網膜は cherry red spot の所見である．急激な片眼性視力低下では網膜中心動脈閉塞が疑われる．ERG は b 波の振幅減少があり，網膜内層の虚血を裏づけている．

【解答】5

48-145

50 歳の男性．左眼の歪視を主訴に来院した．視力は右 1.2（矯正不能），左 0.7（1.0×＋1.00 D）．OCT の画像（**別図**）を示す．

考えられる疾患はどれか．

1. 黄斑円孔
2. 視神経炎
3. 錐体ジストロフィ
4. 中心性漿液性脈絡網膜症
5. 緑内障

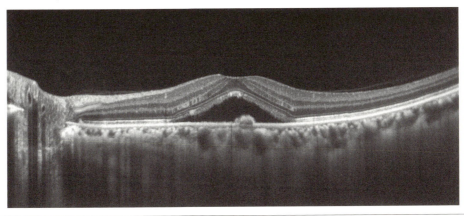

解　説　OCT 画像は網膜剝離状態を示している．矯正視力は凸レンズで矯正され，強い視力障害は否定的である．正視である他眼を参照することにより，黄斑の隆起が示唆される．

【解答】4

48-146

70 歳の女性．右眼の変視症を主訴に来院した．視力は右 0.7（矯正不能），左 1.0（矯正不能）．眼底写真（**別図**）を示す．

この病態について正しいのはどれか．

1. 黄斑円孔
2. 糖尿病網膜症
3. 囊胞様黄斑浮腫
4. 裂孔原性網膜剝離
5. 網膜前膜〈黄斑前膜〉

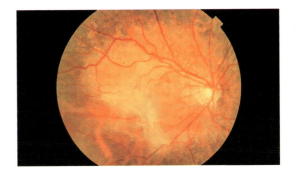

解説 眼底写真は黄斑がうすく混濁している．血管は細かく蛇行し，収縮する線維膜によるさざ波状態を示唆している．

【解答】5

48-121 視神経炎の原因と**ならない**のはどれか．
1. 梅　毒
2. 多発性硬化症
3. サルコイドーシス
4. ビタミン B_6 欠乏
5. 抗アクアポリン4抗体陽性

解説
1　×
2　×
3　×
4　○　ビタミン B_6 は皮膚，髪の毛，歯を健康にし成長を促進する作用があり，免疫機能を維持する．ビタミン B_1 欠乏が視神経炎の原因となる．
5　×

【解答】4

48-42 麻痺した際に瞳孔不同となるのはどれか．
1. 動眼神経
2. 滑車神経
3. 三叉神経
4. 外転神経
5. 顔面神経

解説　瞳孔に関与するのは動眼神経である．
1　○　動脈瘤などの圧迫性病変により散瞳がみられる．
2　×
3　×
4　×
5　×

【解答】1

48-122 散瞳がみられるのはどれか．**2つ選べ**．
1. Adie 症候群
2. Horner 症候群
3. ピロカルピン塩酸塩点眼
4. 動眼神経麻痺
5. 有機リン中毒

解説

1 ○
2 × 片眼の縮瞳がみられる．
3 × 交感神経遮断薬のため縮瞳がみられる．
4 ○
5 × 縮瞳がみられる．

【解答】1，4

48-33

swinging flashlight test について正しいのはどれか．
1. 間接対光反射を観察する．
2. 検査条件は明室下である．
3. 視神経疾患に有用である．
4. 検査前に散瞳薬を点眼する．
5. 片眼を遮閉した状態で行う．

解説

視能学第 2 版 p294 参照

swinging flashlight test は対光反射を利用して，視神経や網膜などの視交叉より末梢の求心性一側性視路障害を検出する検査法である．
1 × 間接対光反射だけでなく直接対光反射も観察する．
2 × 検査は半暗室で行う．
3 ○ 視神経疾患がある場合，患眼の直接反射と健眼の間接反射が障害される．
4 × 検査前に散瞳薬は点眼しない．
5 × 両眼同時に観察するため，両眼開放下で行う．

【解答】3

48-13

瞳孔の対光・近見反応解離が生じるのはどれか．
1. 橋出血
2. 動眼神経麻痺
3. 有機リン中毒
4. Horner 症候群
5. Parinaud 症候群

解説

対光・近見反応解離が生じる代表疾患は Parinaud 症候群，Adie 症候群，Argyll Robertson 症候群である．
1 × 強い縮瞳がみられるが対光反応は存在する．
2 × 散瞳がみられ対光反応は消失する．
3 × 縮瞳がみられるが対光反応は存在する．
4 × 片眼の縮瞳がみられるが対光反応は存在する．
5 ○

【解答】5

48-138

先天眼振の特徴はどれか．
1. 暗室で増強する．
2. 固視で減弱する．
3. 輻湊で減弱する．
4. 片眼遮閉で増強する．
5. 外耳に冷水を注入すると出現する．

解説

1 × 減弱する．
2 × 増強する．
3 ○
4 × 潜伏眼振では著明である．
5 × 生理的眼振である．

【解答】3

48-63

緩徐相がないのはどれか．
1. 前庭眼振
2. 潜伏眼振
3. 解離性眼振
4. シーソー眼振
5. 視運動性眼振

解説

眼振には，律動眼振と振子眼振とがあるが，緩徐相があるのは律動眼振である．
1 × めまいを伴う律動眼振で，緩徐相の速度は一定である．
2 × 片眼遮閉時に出現する．緩徐相のない振子眼振もあるが，大部分は，律動眼振である．
3 × 両眼の眼振の程度が異なる．主に，内側縦束（MLF）症候群で健眼の外転時にみられる単眼性の律動眼振の表現に用いられる．
4 ○ 両眼が交互に上下する振子眼振である．
5 × 誘発眼振で，律動眼振である．

【解答】4

48-150

8歳の男児．頭位異常を指摘されて来院した．正面視での視力は右 0.7（0.9×−0.50 D），左 0.8（矯正不能）．眼位は軽度の外斜位，眼球運動は正常である．眼振の図（**別図**）を示す．眼振は輻湊で改善されない．

頭位異常が改善するのはどれか．

1. 右眼に基底外方プリズムを用いる．
2. 左眼に基底内方プリズムを用いる．
3. 両眼に基底外方プリズムを用いる．
4. 右眼に基底内方プリズム，左眼に基底外方プリズムを用いる．
5. 右眼に基底外方プリズム，左眼に基底内方プリズムを用いる．

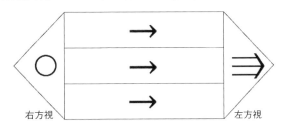

解説 眼振の図をみると，静止位が右方視にある左向きの律動眼振である．そこで，静止位を正面に持ってくるには，図に示すように，右眼に基底内方，左眼に基底外方プリズムを用いる．

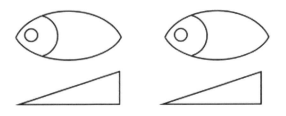

【解答】4

48-123

身体表現性障害〈心因性視能障害〉で正しいのはどれか．

1. 男児に多い．
2. 視野は正常である．
3. 就学前の小児に多い．
4. 調節麻痺薬の点眼後に視力が改善する．
5. レンズ打ち消し法〈レンズ中和法〉で視力が改善する．

解説 　心因性視能障害は，米国精神医学会による DSM-Ⅳ-TR（2000）では「身体表現性障害」の中の「転換性障害」に，DSM-5（2013）では「身体症状症および関連症群」の中の「変換症/転換性障害」に分類される．
1　× 女児に多く，男児の約 2 倍である．
2　× らせん状視野，求心狭窄，管状視野を伴うことがある．
3　× 9 歳をピークに 7〜12 歳に多い．
4　× 改善する症例もあるが，心因性視能障害に特有のものを 1 つ選ぶなら選択肢 5 の方が良い．
5　○ 改善する症例もあるが，強固なものは改善しない．

【解答】5

48-124　関節リウマチに合併しやすい眼疾患はどれか．
　1．緑内障
　2．眼瞼下垂
　3．網膜剥離
　4．水晶体脱臼
　5．ドライアイ

解説 　関節・筋肉・骨などの運動器官の痛みを伴うリウマチ性疾患は，膠原病（自己免疫性結合組織疾患）に重なる病態である．これらには涙腺の炎症が高率に発症する（原発性あるいは二次性 Sjögren 症候群）．

【解答】5

48-80　動脈硬化症の進行度を判定する部位はどれか．
　1．角　膜
　2．前　房
　3．水晶体
　4．硝子体
　5．網　膜

解説 　眼科では眼底検査により網膜血管を直視して判定する．

【解答】5

48-97　65 歳の男性．急激な頭痛と霧視のため眼科を受診した．右眼に充血がみられる．この患者にまず行うべき検査はどれか．
　1．眼　圧
　2．眼　底
　3．屈　折
　4．視　野
　5．調　節

解説　充血を伴う急激な視力障害では，診察（検査）のルーチンはいうまでもなく前眼部を確認することである．ここでは隅角閉塞による急性眼圧上昇が疑われる．典型的な充血は毛様充血である．

【解答】1

48-144

30歳の男性．昨日転倒した後に急激な視力低下を自覚したため来院した．視力は右光覚弁，左1.2（矯正不能）．右眉毛部外側に転倒時にできた擦過傷がみられる．
まず行うべきなのはどれか．
1. 頭部CT
2. 眼圧検査
3. 蛍光眼底造影
4. 超音波Aモード
5. 動的量的視野検査

解説　頭部・眼部の外傷（打撲）では，まず視診・受傷部の確認が重要である．眉毛部外側の打撲により視神経管骨折が疑われる．

【解答】1

V-1. 斜視

48-127

眼位の定義で**誤っている**のはどれか．
1. 共同性斜視ではむき眼位で斜視角が変わる．
2. 間欠性外斜視では外斜位と外斜視の両方の状態がある．
3. 止位では両眼視眼位，融像除去眼位ともに正常である．
4. 斜視では両眼視眼位，融像除去眼位ともに偏位している．
5. 斜位では両眼視眼位は正常であるが融像除去眼位が偏位する．

解説

1　○　共同性斜視ではむき眼位で斜視角が変わらない．
2　×
3　×
4　×
5　×

【解答】1

48-107

Hirschberg 試験で右眼の反射が鼻側の瞳孔縁やや下方にあった．
考えられるのはどれか．**2つ選べ**．
1. 右眼外上斜視
2. 右眼内下斜視
3. 右眼内上斜視
4. 左眼外下斜視
5. 左眼外上斜視

解説

左眼固視の Hirschberg 試験の結果を問う問題である．右眼の角膜反射が鼻側にあることから外斜視であり，角膜反射が右眼のやや下方にあることから右眼上斜視となり，右眼外上斜視と考えられる．右眼外上斜視は，右眼固視では左眼外下斜視である．

【解答】1，4

48-140

顕性斜視と潜伏性斜視の違いを評価できる検査はどれか．
1. 交代遮閉試験
2. Hess 赤緑試験
3. 大型弱視鏡検査
4. 遮閉-遮閉除去〈非遮閉〉試験
5. プリズム遮閉試験

解説

1 × 潜伏性斜視を含む全偏位を検出する．
2 × 診断的むき眼位における水平・上下偏位を自覚的に定量する検査である．
3 × 他覚的斜視角の測定は，固視眼を点滅して顕性斜視を定量する方法と交代点滅を用いて潜伏性斜視を含む全偏位量を定量する方法があるが，顕性斜視と潜伏性斜視の違いは評価できない．
4 ○ 顕性斜視と潜伏性斜視を鑑別できる検査である．
5 × プリズム遮閉試験には単眼プリズム遮閉検査，同時プリズム遮閉試験，交代プリズム遮閉試験がある．単眼プリズム遮閉試験，同時プリズム遮閉試験は顕性斜視の定量，交代プリズム遮閉試験は潜伏性斜視を定量する．

【解答】4

48-48 間欠性外斜視の最大斜視角検出に有効な検査はどれか．**2つ選べ**．
1. 遮閉法後の alternate prism cover test
2. single prism cover test
3. prism adaptation test
4. cover-uncover test
5. κ 角の測定

解説

1 ○ 融像力の強い間欠性外斜視は，片眼を30分以上遮閉後に alternate prism cover test で確実な融像除去眼位を測定する．
2 × 顕性偏位の定量検査．
3 ○ alternate prism cover test で測定した斜視角に相当する度のプリズムを装用させ，1～2時間後に斜視角が増えればプリズム度を増やす．これを繰り返して最大斜視角を検出する．
4 × 斜視と斜位の定性検査．
5 × 単眼性眼位検査．κ 角は瞳孔中心線と視軸とのなす角．

【解答】1，3

48-65 固視眼と斜視眼の中心窩の関係が検査できる網膜対応検査はどれか．
ただし，検査時に眼位は矯正しないものとする．
1. 残像検査
2. ポラテスト
3. Worth 4 灯試験
4. 赤フィルタ検査
5. Bagolini 線条検査

解説

残像検査は，各眼の中心窩に残像を作り，残像の位置関係から両眼の中心窩の関係を検査する．残像検査以外は固視眼の中心窩と斜視眼の道づれ領の関係を検査する．

【解答】1

48-106

両眼視機能検査で両眼分離が最も強いのはどれか．
1. 位相差ハプロスコープ検査
2. 大型弱視鏡検査
3. 残像検査
4. Bagolini 線条検査
5. Worth 4 灯試験

解説

5つの検査の中では，4・1・2・5・3 の順で日常視に近い．
1 × 90°の位相差をもって高速に回転させるセクターによって両眼を分離する．
2 × 鏡筒で両眼を分離する．
3 ○ 各眼に別々の残像を知覚させて両眼を分離する．
4 × 線条レンズで両眼を分離する．線条光源の後ろに日常の風景が見えるので分離効果が弱い．
5 × 赤緑眼鏡で両眼を分離する．

【解答】3

48-27

Bagolini 線条検査について正しいのはどれか．
1. 分離効果が高い．
2. 赤緑眼鏡を使用する．
3. 検査距離は一定である．
4. 網膜対応の検査である．
5. 3 歳以下でも検査可能である．

解説

Bagolini 線条検査は，線条ガラスを装用して点光源を見せ，線条の見え方と眼位から網膜対応を判定する．
1 × 両眼分離効果が最も低く日常視に近い検査法である．
2 × 赤緑眼鏡は Worth 4 灯試験などで使用する．
3 × 遠見・近見ともに行える．
4 ○
5 × 3 歳以下では線条の見え方を答えるのは困難であるため検査不可である．

【解答】4

48-105

左眼外斜視に対する，右眼に横，左眼に縦の残像検査で正しいのはどれか．
1. 陰性残像検査では光が白く見える．
2. 左眼に Haidinger brushes を見せる．
3. 横線しか見えない場合は左眼の抑制である．
4. 正常対応であれば縦線は中央より左側に見える．
5. 右眼の中心窩と左眼の道づれ領とで対応関係をみている．

解説

1　× 陰性残像検査では光は黒く見える．陽性残像検査では光が白く見える．
2　× Haidinger brushes を用いるのは残像転送試験である．
3　○
4　× 縦線と横線は中央で十字に交わる．
5　× 右眼の中心窩と左眼の中心窩の対応関係をみている．

【解答】3

48-62

プリズム療法が**有用でない**のはどれか．
1. 開散麻痺
2. 微小斜視
3. 輻湊不全
4. 甲状腺眼症
5. 部分調節性内斜視

解説

1　× 遠見時に同側複視が生じる．第一に原因治療を行い，遠見時に複視が消失する度数の基底外方プリズム眼鏡が有用である．
2　○ 両眼視機能異常が主な症状であり，プリズムによる斜視角の矯正は有用ではない．
3　× 近見時に交差性複視が生じる．近用に基底内方プリズム眼鏡が有用である．
4　× 外眼筋肥大と伸展障害が生じ複視を訴える．正面の斜視角の矯正にプリズム眼鏡が有用である．
5　× 完全屈折矯正眼鏡を処方装用後，残余斜視角に対してプリズム眼鏡が有用である．

【解答】2

48-143

12歳の女児．内斜視に対する手術を予定している．術前検査の写真（**別図**）を示す．この検査について**誤っている**のはどれか．
1. 内斜視角を測定している．
2. 内直筋拘縮の有無を調べている．
3. 外転神経麻痺の有無を調べている．
4. 網膜異常対応の有無を調べている．
5. 局所麻酔下での手術が可能かどうかを調べている．

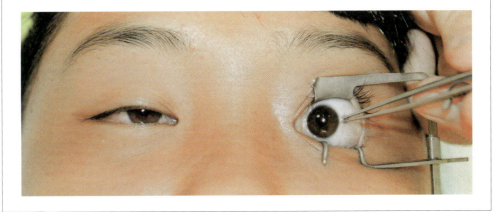

46　V．視能訓練学

解説　検査は，ピンセットで眼球を他動的に牽引する試験である．
1　○
2　×　外転障害があるとき，牽引して抵抗があるかをみる．
3　×　外転障害があるとき，牽引して抵抗なく外転ができるかをみる．
4　×　他動的に眼位を変化させて，網膜対応をみる．
5　×　牽引試験が泣かないで行えれば，局所麻酔下で斜視手術が可能と予測できる．

【解答】1

48-135　斜視手術が適応となるのはどれか．**2つ選べ**．
1．開散麻痺
2．γ角異常
3．斜位近視
4．潜伏遠視
5．潜伏眼振

解説
1　○　内斜視の手術
2　×　偽斜視
3　○　外斜視の手術
4　×　斜視手術は禁忌
5　×　両眼開放では眼振が見られない．眼位異常を伴っていなければ斜視手術の適応ではない．

【解答】1, 3

48-66　5歳の女児．上方視での眼位異常を主訴に来院した．視力は両眼1.2（矯正不能）．交代プリズム遮閉試験では遠見正面視時30⊿，上方視時45⊿の外斜視であった．9方向眼位写真（**別図**）を示す．
　適切な治療法はどれか．**2つ選べ**．
1．両眼外直筋後転
2．両眼下斜筋後転
3．両眼上直筋後転
4．両眼内直筋後転
5．両眼上斜筋前部後転

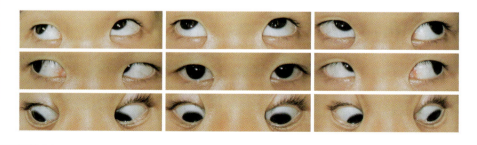

解説

診断は，V型の間欠性外斜視である．9方向眼位で両眼の下斜筋過動がみられる．

1 ○
2 ○
3 ×
4 ×
5 × このような術式はない．

【解答】1, 2

48-119

上斜筋麻痺の患眼に対する手術手技で**誤っている**のはどれか．
1. 上斜筋縫縮
2. 上直筋後転
3. 下斜筋後転
4. 下直筋後転
5. 下斜筋前方移動

解説

1 ×
2 ×
3 ×
4 ○ 健眼に行う．
5 ×

【解答】4

48-60

眼底写真（**別図**）を示す．
所見を改善させる術式はどれか．
1. 上斜筋切腱
2. 下斜筋後転
3. 上直筋鼻側移動
4. 下直筋耳側移動
5. 内直筋後部縫着

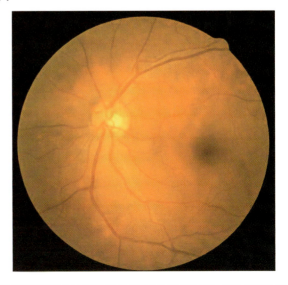

【解説】正常では，中心窩は乳頭の中心よりも0.3乳頭径下方にある．図の中心窩は，ほぼ1乳頭径下方にある．すなわち，乳頭中心と中心窩を結んだ線と水平線との角度が正常より大きいので，左眼が外方回旋しているのがわかる．外方回旋に対する手術は，患眼である左眼では2が正解である．

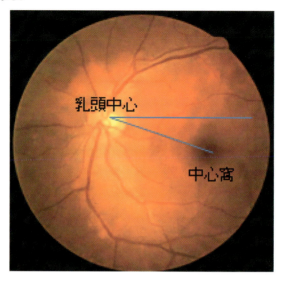

【解答】2

48-75

50歳の男性．眼位異常を主訴に来院した．視力は右1.2（矯正不能），左1.2（矯正不能）．右眼固視の9方向眼位写真（**別図**）を示す．右眼遮閉で左眼の開瞼は良好で，Bell現象は陽性であった．

左眼に対して筋移動術による手術を計画する場合，手術筋となるのはどれか．2つ選べ．

1. 上斜筋
2. 下斜筋
3. 下直筋
4. 外直筋
5. 内直筋

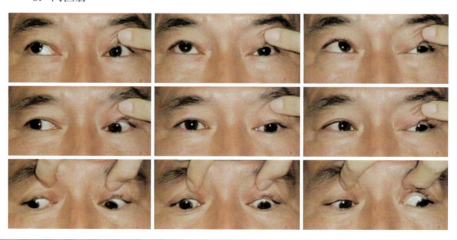

解説 左眼の上転障害があり，Bell現象陽性で，かつ，眼瞼下垂もないことから診断は，左眼のdouble elevator palsyである．

筋移動術を行う場合は，図に示すように水平筋を上直筋付着部に移動する．

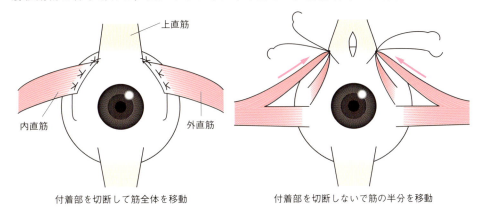

付着部を切断して筋全体を移動　　　付着部を切断しないで筋の半分を移動

【解答】4, 5

48-136

斜視手術中の合併症はどれか．2つ選べ．
1. 強膜穿孔
2. 筋の喪失
3. 結膜嚢腫
4. 結膜瘢痕
5. 結膜肉芽腫

解説
1 ○
2 ○
3 × 術後合併症
4 × 同上
5 × 同上

【解答】1, 2

48-28

偽内斜視の要因となるのはどれか．
1. 眼球突出
2. 顔面の非対称
3. 内眼角贅皮の存在
4. 片眼の軽度眼瞼下垂
5. 陽性γ角

解説
1 × 偽斜視の原因とはならない．
2 × 同上
3 ○
4 × 眼瞼下垂による偽上斜視
5 × 偽外斜視

【解答】3

48-51

眼位検査で遠見 35⊿ の外方偏位が観察された症例において，視力は右 1.2（矯正不能），左 1.2（矯正不能）．両眼開放下での眼位は斜位で視力は 0.2 であった．
治療として正しいのはどれか．

1. 斜視手術
2. 輻湊訓練
3. 矯正眼鏡処方
4. 視力増強訓練
5. 抑制除去訓練

解説 外斜視があって，両眼開放下で斜位の時にぼやけて見えるのは，斜位近視である．片眼では，両眼とも視力は 1.2 あるが，両眼で見ると 0.2 しか見えないというこの症例は，典型的な間欠性外斜視に伴う斜位近視であり，外斜視の手術が唯一の治療である．

【解答】1

48-68

12 歳の女児．物が 2 つに見えると訴えて来院した．視力は右 1.2（矯正不能），左 0.3（1.2 × −3.00 D ◯ cyl−0.50 D 180°）．片眼では複視は認めない．
複視の原因として考えられるのはどれか．**2つ選べ**．

1. 斜　視
2. 乱　視
3. 白内障
4. 不同視
5. 円錐角膜

解説 解答は，斜視と不同視しかないが，片眼の裸眼視力が低下しただけで，複視を訴えることはない．完全矯正した場合の不等像にしても複視を訴えることは考えられない．

【解答】1, 4

48-31

両眼の上斜筋過動があったときに考えられるのはどれか．**2つ選べ**．

1. A 型内斜視
2. A 型外斜視
3. V 型内斜視
4. V 型外斜視
5. X 型内斜視

解説
1 ◯
2 ◯
3 × 上斜筋不全
4 × 下斜筋過動
5 × X 型内斜視は存在しない．

【解答】1, 2

48-29

4△基底外方試験で左眼にプリズムを挿入したときの正常な反応はどれか.
1. 右眼の外転運動がみられる.
2. 左眼の動きはない.
3. 左眼の外転運動がみられる.
4. 複視の自覚がない.
5. 輻湊運動をする.

解 説

1 ○ 最初は Hering の法則に従って,左眼の内転と反対に右眼は外転するが,複視を自覚してそれを打ち消すように元の位置に戻る.
2 × 左眼は中心窩で固視しようと内方に動く.
3 × 内転運動がみられる.
4 × 複視を自覚する.
5 × 融像運動をする.

【解答】1

48-108

異常頭位と原因の組合せで**誤っている**のはどれか.
1. 顎上げ————甲状腺眼症
2. 顎上げ————Ⅴ型外斜視
3. 顎下げ————Ａ型内斜視
4. 顔回し————外転神経麻痺
5. 頭部傾斜————上斜筋麻痺

解 説

1 × 上転障害があるので顎上げ
2 × 下方視で斜視角が小さいので顎上げ
3 ○ 下方視で斜視角が小さいので顎上げ
4 × 外転障害があるので顔回し
5 × 回旋偏位があるので頭部傾斜

【解答】3

48-133

左上直筋麻痺において,複像間距離が最大になるのはどれか.
1. 右への顔回しと顎上げ
2. 左への顔回しと顎下げ
3. 右への顔回しと左頭部傾斜
4. 左への顔回しと右頭部傾斜
5. 左への顔回しと左頭部傾斜

解 説

左上直筋麻痺は,眼位は右上斜視,左方視で上下偏位が最大となる.
　頭部傾斜試験では,左頭部傾斜で上下偏位は最大となる.左方視で複像間距離が最大になるので,左方視の眼位,すなわち,右への顔回しである.

【解答】3

48-129

病態と所見の組合せで正しいのはどれか．
1. 上斜筋麻痺――――――内方回旋斜視
2. MLF症候群―――――内斜視
3. 外転神経麻痺――――――外斜視
4. 動眼神経麻痺――――――眼瞼下垂
5. Duane症候群Ⅰ型―――外斜視

解説

1 × 外方回旋斜視
2 × 正位また外斜視
3 × 内斜視
4 ○
5 × 正位または内斜視

【解答】4

48-69

60歳の男性．昨日からの左眼の眼瞼下垂と複視とを主訴に来院した．視力は右0.8（矯正不能），左0.6（矯正不能）．第1眼位で左眼外斜視と軽度の下斜視であった．
まず行うべきなのはどれか．
1. 視野検査
2. 瞳孔検査
3. Hess赤緑試験
4. 大型弱視鏡検査
5. 9方向眼位検査

解説

眼瞼下垂と外斜視および下斜視の所見から動眼神経麻痺が考えられる．複視を主訴としているが，まず，原因として動眼神経麻痺かの確認のため瞳孔検査が必要である．

【解答】2

48-73

38歳の男性．3か月前に受傷した頭部交通外傷後の意識障害に対して集中治療室で治療を行った．覚醒後から継続する複視の精査のため眼科紹介受診となった．受診時のHess赤緑試験の結果（**別図**）を示す．

受傷直後から**観察されない**のはどれか．

1. 外斜視
2. 右眼瞼下垂
3. 右眼下転制限
4. 上方視時の右眼内転
5. 右眼直接対光反射消失

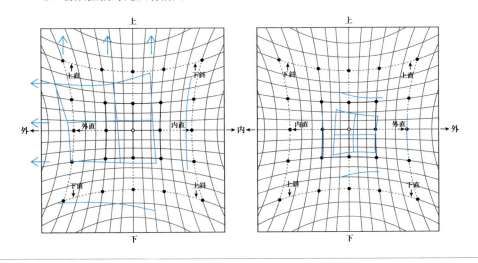

解説　Hess赤緑試験の所見は，右眼の外傷性動眼神経麻痺による，内直筋麻痺である．

1　×　内直筋麻痺では外斜視がある．
2　×　動眼神経麻痺で内直筋麻痺が残ったとすれば，眼瞼下垂もあったことは考えられる．
3　×　同様に下直筋麻痺もあったことは考えられる．
4　○　上方視でも外斜視になっている．
5　×　動眼神経麻痺による瞳孔反射の消失がみられる．

【解答】4

48-7

MLF症候群でみられる所見はどれか．**2つ選べ**．

1. 眼瞼下垂
2. 眼　振
3. 対光反射減弱
4. 内転障害
5. 輻湊障害

解説　MLF症候群は，内転障害があるが輻湊はできる．また，水平運動に伴う眼振がみられる．

【解答】2, 4

48-18

外眼筋の腫脹を生じる疾患はどれか．
1. 甲状腺眼症
2. MLF 症候群
3. 重症筋無力症
4. Duane 症候群
5. Horner 症候群

解説

1 ○ 外眼筋の腫脹がみられる．下直筋に著明である．
2 ×
3 ×
4 ×
5 ×

【解答】1

48-148

46歳の女性．数か月前からの複視を主訴に来院した．過去に甲状腺機能亢進症の加療歴がある．視力は右1.2（矯正不能），左1.0（1.2×−0.50 D）．MRI 眼窩冠状断の T1 強調像と脂肪抑制 T2 強調像（**別図 A**）を示す．

Hess 赤緑試験の結果（**別図 B** ①〜⑤）のうち，この患者のものはどれか．

1. ①
2. ②
3. ③
4. ④
5. ⑤

A　　T1 強調像　　　　　　　脂肪抑制 T2 強調像

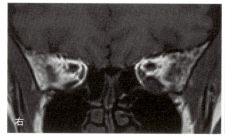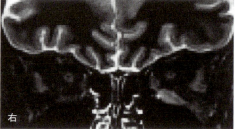

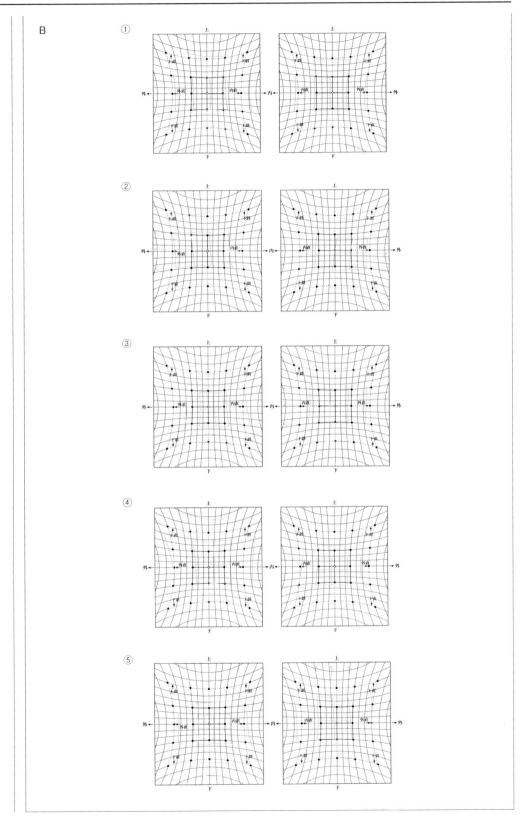

56 V. 視能訓練学

解説　MRI 眼窩冠状断の T1 強調像と脂肪抑制 T2 強調像では，左下直筋肥大が認められる．診断は，甲状腺眼症である．
1　×
2　×
3　×
4　×
5　○　左上転障害がある．

【解答】5

48-137　眼窩下壁骨折について**誤っている**のはどれか．
1. 上転障害をきたす．
2. CT 検査が有用である．
3. 牽引試験は陽性である．
4. 検査距離によって斜視角が異なる．
5. 術後の眼球運動訓練の対象となる．

解説
1　×
2　×
3　×
4　○　斜視角は，見る方向によって変化するが，検査距離によっては変化しない．
5　×

【解答】4

48-30　Duane 症候群の診断に**有用でない**のはどれか．
1. 牽引試験
2. 筋電図検査
3. むき運動検査
4. Maddox double rod test
5. 遮閉-遮閉除去〈非遮閉〉試験

解説
1　×　機械的運動障害の確認
2　×　背理性神経支配の確認，外直筋麻痺との鑑別
3　×　内転時眼球後退，瞼裂狭小，内転時の上下偏位
4　○　回旋の自覚的検査，Duane 症候群の診断に有用でない．
5　×　斜位と斜視との鑑別で Duane 症候群には必要がないが，正解が 1 つならば 4 である．

【解答】4

48-50

Duane 症候群Ⅰ型とⅡ型に共通してみられるのはどれか. 2つ選べ.
1. 外転制限
2. 内転制限
3. 内転時眼球後退
4. 内転時瞼裂狭小
5. 眼球牽引試験陰性

解説
1 × Duane 症候群Ⅰ型
2 × Duane 症候群Ⅱ型
3 ○
4 ○
5 × Duane 症候群Ⅱ型

【解答】3, 4

48-139

外転制限がみられるのはどれか.
1. 内直筋麻痺
2. MLF 症候群
3. 間欠性外斜視
4. 動眼神経麻痺
5. Duane 症候群Ⅲ型

解説
1 ×
2 ×
3 ×
4 ×
5 ○ 外転制限および内転制限がある.

【解答】5

Ⅴ-2. 弱視

48-64

小児の弱視の原因と**ならない**のはどれか.
1. 乱 視
2. 不同視
3. 先天白内障
4. 間欠性外斜視
5. 部分調節性内斜視

解説
1 × 強度の場合, 屈折異常弱視
2 × 不同視弱視
3 × 形態覚遮断弱視
4 ○ 恒常性ではないので斜視が原因の弱視とはならない.
5 × 斜視弱視

【解答】4

58　Ⅴ．視能訓練学

48-130

斜視弱視に**みられない**のはどれか．
1. 固視異常
2. 側方抑制の減少
3. 立体視機能の異常
4. パターンVEPの異常
5. 限界フリッカ値の低下

解説

1　×　固視異常を伴う．
2　×　斜視弱視でみられる読み分け困難は側方抑制不全が原因の一つであると言われている．
3　×　斜視を伴った弱視の両眼視機能は不良である．
4　×　単眼記録より両眼開放記録で振幅が減少する．
5　○　低下するのは，視神経疾患．

【解答】5

48-102

固視検査に**利用しない**のはどれか．
1. 角膜反射
2. visuscope
3. 眼底カメラ
4. Amslerチャート
5. Haidinger brushes

解説

1　×
2　×
3　×
4　○　中心暗点，変視症の自覚的検査．固視の状態はわからない．
5　×

【解答】4

48-52

不同視弱視と微小斜視弱視の鑑別に有効な検査はどれか．**2つ選べ**．
1. 固視検査
2. 大型弱視鏡検査
3. 近見視力検査
4. 4△基底外方試験
5. prism adaptation test

解説

固視検査で，中心固視か偏心固視か，固視が交代するかを確認する必要がある．不同視弱視であれば，中心固視で固視交代が可能である．中心窩抑制の有無を確認するために，4⊿基底外方試験が用いられる．

1 ○
2 × 斜視の検査に有用
3 × 調節の検査に有用
4 ○
5 × 斜視術前検査に有用

【解答】1，4

問題文の有効という表現は治療法では適切であるが，検査の場合は有効ではなく有用ではないか．

48-149

5歳の男児．弱視の疑いのために紹介されて来院した．初診時の検査では右0.9（1.0×＋0.75 D◯cyl−1.25 D 10°），左0.2（0.2×＋4.50 D◯cyl−1.00 D 170°）．両中間透光体および眼底に異常はなかった．
この患児の弱視の病態を把握するために行う検査で**有用でない**のはどれか．

1. 固視検査
2. 大型弱視鏡検査
3. 立体視機能検査
4. 遮閉−遮閉除去〈非遮閉〉試験
5. 調節麻痺薬点眼下での屈折検査

解説

診断は，不同視弱視か，微小斜視弱視が考えられる．したがって，その鑑別に必要な検査を行う．

1 × 中心固視か，偏心固視かを判定する．
2 ○ 大型弱視鏡検査は，斜視の定性と定量，両眼視の測定を行う．
3 × 立体視の程度を把握する．
4 × 固視の持続・交代などを把握する．
5 × 弱視の基本的な検査として屈折状態を把握する．

【解答】2

48-74

3歳の男児．右眼の視力不良を指摘されて来院した．眼位，眼球運動および眼底には異常はみられなかった．検影法による検査結果を図に示す．

調節麻痺薬点眼前検影法

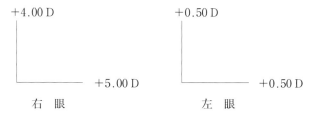

調節麻痺薬点眼前視力
　　右 0.2（0.4×＋5.00 D ◯ cyl−1.00 D 180°）
　　左 1.0（1.2×＋0.50 D）

調節麻痺薬点眼後検影法

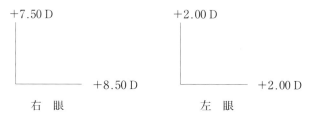

調節麻痺薬点眼後視力
　　右 0.2（0.4×＋8.50 D ◯ cyl−1.00 D 180°）
　　左 0.6（1.2×＋2.00 D）

眼鏡処方で適切なのはどれか．
1. 右眼 ＋2.00 D ◯ cyl−1.00 D 180°，左眼 ＋2.00 D
2. 右眼 ＋4.00 D ◯ cyl−1.00 D 180°，左眼 ＋2.00 D
3. 右眼 ＋5.00 D ◯ cyl−1.00 D 180°，左眼 ＋0.50 D
4. 右眼 ＋8.50 D ◯ cyl−1.00 D 180°，左眼 ＋2.00 D
5. 右眼 ＋8.50 D ◯ cyl−0.50 D 180°，左眼 ＋6.50 D

解説

診断は，右眼不同視弱視である．不同視弱視は，両眼完全矯正眼鏡処方が原則である．この場合，調節麻痺薬点眼後の屈折値から生理的トーヌスとして0.5から1.0 D減じた値を完全矯正として眼鏡処方する（視能学第2版 p427 参照）．4が最も正答に近いが，調節麻痺薬点眼後の値の完全矯正眼鏡では，過矯正になってしまう．

【解答】4

V-3. ロービジョン

48-46

視力が両眼とも指数弁である場合，視力による身体障害者障害程度等級はどれか．

1. 1級
2. 2級
3. 3級
4. 4級
5. 5級

解説

視力が0.01に満たないもののうち，明暗弁と手動弁は0として計算し，指数弁は0.01とする．0.01＋0.01＝0.02　障害程度等級表では2級に該当する．ただし，2018年より身体障害者法改定に伴い，両眼の視力の和ではなく，良い方の眼の視力で判定するようになる．視覚障害の具体的な認定基準を図に示す．

【解答】2

48-125

ロービジョンケアで正しいのはどれか．**2つ選べ**．
1. 遮閉訓練を行う．
2. 抑制除去訓練を行う．
3. 失明告知後に開始する．
4. 光学的視覚補助具を処方する．
5. QOL〈quality of life〉向上を目標とする．

解説

1 × 弱視訓練
2 × 斜視訓練
3 × 告知前でも開始できる．
4 ○
5 ○

【解答】4, 5

48-134

ロービジョンケアにおいて視能訓練士の役割で**ない**のはどれか．
1. 残存視機能の評価
2. 治療の予後の説明
3. ニーズの聴き取り
4. 福祉サービス情報の提供
5. 非光学的視覚補助具の紹介

解説

1 ×
2 ○ 治療についての説明は，医師が行う．
3 ×
4 ×
5 ×

【解答】2

48-58

ロービジョンケアの視機能評価における検査と評価項目の組合せで**誤っている**のはどれか．
1. NEI VFQ-25 ──────── QOL〈quality of life〉
2. 静的視野計 ──────── 中心暗点
3. 近見視力表 ──────── 最大読書速度
4. CSV-1000 E ──────── コントラスト感度
5. 読書チャート〈MNREAD-J〉──── 臨界文字サイズ

解説

1 ×
2 ×
3 ○ 近見視力表では読書速度は測定できない．最大読書速度は読書チャートで測定する．
4 ×
5 ×

【解答】3

48-84

非光学的視覚補助具はどれか．
1. 単眼鏡
2. 遮光眼鏡
3. 拡大読書器
4. タイポスコープ
5. ハイパワープラスレンズ眼鏡

解説

　光学的補助具は，手持ち式拡大鏡，卓上式拡大鏡，弱視眼鏡，強度凸レンズ眼鏡，ハイパワープラスレンズ眼鏡，単眼鏡　など．
　非光学的補助具は，大活字本，タイポスコープ，罫プレートなどがある．

【解答】4

48-57

屋外での羞明を**軽減しない**のはどれか．
1. 遮光眼鏡
2. サングラス
3. つば付き帽子
4. タイポスコープ
5. 虹彩付きコンタクトレンズ

解説

1　×
2　×
3　×
4　○　文字を読んだり，書いたりする位置を限定し文字を見やすくする道具である．
5　×

【解答】4

48-47

失明に至る眼疾患のうち，確立した進行予防法または治療法が**ない**のはどれか．
1. 白内障
2. 緑内障
3. 加齢黄斑変性
4. 糖尿病網膜症
5. 網膜色素変性

解説

　治療法が確立していない疾患は，スモン，サルコイドーシス，網膜色素変性症，ベーチェット病，などである．指定難病に認定されると障害者総合支援法による障害福祉サービスや難病医療費助成を受けることが可能となる．
1　×　点眼・手術
2　×　点眼・手術
3　×　硝子体注射・光凝固・硝子体手術
4　×　同上
5　○

【解答】5

Ⅴ-5. 視能訓練

48-53

弱視の健眼遮閉によって起こり得ることとして**誤っている**のはどれか．
1. 斜視の増悪
2. 皮膚のかぶれ
3. 弱視眼の視力低下
4. 周囲からのいじめ
5. 物にぶつかりやすい

解説

1　× 斜視が顕著になることがあるので注意する．
2　× 接着面を毎回少しずつずらして貼るなどの配慮が必要である．
3　○ 健眼の視力低下が起きないよう注意が必要である．
4　× 遮閉することでいじめが起きないよう配慮が必要である．
5　× 基本的には日常生活に不自由はない．

【解答】3

48-56

斜視の視能訓練のうち抑制除去訓練はどれか．2つ選べ．
1. 遮閉法
2. 再定位法
3. 眼球運動訓練
4. flashing method
5. fusion lock training

解説

1　○ 弱視のある場合に行う．
2　× Pemberton 法．網膜対応異常の矯正訓練である．
3　× 乳幼児の外転運動制限，手術後の一過性運動制限，外眼筋麻痺が対象の訓練である．
4　○ 間欠性外斜視の抑制除去訓練である．
5　× 後天性眼球運動障害の融像訓練である．

【解答】1, 4

48-132

抑制除去訓練に用いられるのはどれか．2つ選べ．
1. 赤フィルタ
2. オイチスコープ
3. 絆創膏型遮閉具
4. Bagolini 線条レンズ
5. Bagolini 赤フィルタバー

解説

1　○ 間欠性外斜視の斜視時の抑制除去訓練である flashing method で用いる．
2　× 固視異常を伴う弱視の固視矯正法である Cüppers 法で用いる．固視検査にも有用．
3　○ 弱視を伴う斜視の抑制除去訓練で用いる．
4　× 網膜対応検査で用いる．抑制の検出にも有用であるが，訓練には用いない．
5　× 抑制の検査に用いる．抑制の深さを測定できるが，訓練には用いない．斜位の維持能力の評価にも有用である．

【解答】1, 3

48-131

網膜異常対応矯正訓練に用いられるのはどれか．
1. 患眼遮閉
2. 健眼遮閉
3. 交代遮閉
4. 部分遮閉
5. 不完全遮閉

解説

1 × 偏心固視治療法である Bangerter 法や Cüppers 法を行うときにのみ用いる．
2 × 弱視治療の主要な方法．固視異常の治療または視力増強を目的とする．
3 ○ 網膜異常対応矯正訓練．両眼の異常な関係を断つために行う．
4 × 弱視治療法．時間遮閉，不完全遮閉，片眼または両眼の視野の一部分を遮閉する場合がある．
5 × 弱視治療法．遮閉膜やアトロピンなどを用いて遮閉眼の視力を低下させ，積極的に弱視眼を使用させる．

【解答】3

48-55

間欠性外斜視の融像訓練の目的で正しいのはどれか．**2つ選べ**．
1. 斜位の維持
2. 調節の改善
3. 複視の改善
4. 抑制の除去
5. 最大斜視角の軽減

解説

間欠性外斜視の融像訓練の目的は，融像幅を広げ，斜位の維持を安定化させることである．斜位の維持により複視を防ぐことができる．

【解答】1，3

検印省略

視能訓練士セルフアセスメント　第6版追補版

第48回視能訓練士国家試験問題・解説

定価（本体 1,500 円 + 税）

2018 年 6 月 14 日　第 1 版　第 1 刷発行

編　者　丸尾　敏夫・久保田伸枝
発行者　浅井　麻紀
発行所　株式会社 文光堂
　　　　〒 113-0033　東京都文京区本郷 7-2-7
　　　　TEL（03）3813-5478（営業）
　　　　　　（03）3813-5411（編集）

© 丸尾敏夫・久保田伸枝，2018　　　印刷・製本：真興社

乱丁，落丁の際はお取り替えいたします．

ISBN978-4-8306-5603-3　　　　　　Printed in Japan

- 本書の複製権，翻訳権・翻案権，上映権，譲渡権，公衆送信権（送信可能化権を含む），二次的著作物の利用に関する原著作者の権利は，株式会社文光堂が保有します．
- 本書を無断で複製する行為（コピー，スキャン，デジタルデータ化など）は，私的使用のための複製など著作権法上の限られた例外を除き禁じられています．大学，病院，企業などにおいて，業務上使用する目的で上記の行為を行うことは，使用範囲が内部に限られるものであっても私的使用には該当せず，違法です．また私的使用に該当する場合であっても，代行業者等の第三者に依頼して上記の行為を行うことは違法となります．
- JCOPY〈出版者著作権管理機構　委託出版物〉
本書を複製される場合は，そのつど事前に出版者著作権管理機構（電話 03-3513-6969，FAX 03-3513-6979，e-mail：info@jcopy.or.jp）の許諾を得てください．

受験者必携!
視能訓練士国家試験完全対応の問題集!!

視能訓練士セルフアセスメント〔第6版〕
視能訓練士国家試験問題集
第21～42回客観式全問題収録

好評発売中

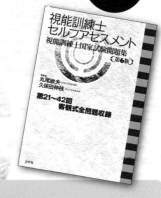

編集▶ **丸尾敏夫**[帝京大学名誉教授]
　　　久保田伸枝[帝京大学名誉教授]

B5判・730頁・2色刷(一部4色刷)
定価(本体**15,000**円+税)
ISBN 978-4-8306-5541-8

●**本書の特徴**●
- 過去の客観式問題(多肢選択式が採用された平成3年第21回から平成24年第42回まで)をすべて網羅した改訂版.
- 視能訓練士国家試験出題基準に基づき,学習しやすいように全問題を出題分野ごとに分類.
- 1問ごとに詳しい解説と解答をつけて出題問題を徹底分析.
- 写真問題も出題どおりにカラーで掲載.
- 好評の『視能学 第2版』と併用して学習することで,試験対策は万全.

※第43回以降は毎年追補版を作成し,販売しております

視能訓練士セルフアセスメント　第6版 追補版

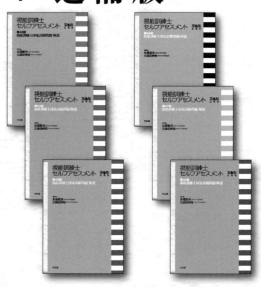

- **第43回視能訓練士国家試験問題・解説**
  B5判・76頁・4色刷・2013年7月発行
  定価(本体**1,500**円+税) ISBN 978-4-8306-5542-5

- **第44回視能訓練士国家試験問題・解説**
  B5判・80頁・4色刷・2014年7月発行
  定価(本体**1,500**円+税) ISBN 978-4-8306-5543-2

- **第45回視能訓練士国家試験問題・解説**
  B5判・80頁・4色刷・2015年7月発行
  定価(本体**1,500**円+税) ISBN 978-4-8306-5544-9

- **第46回視能訓練士国家試験問題・解説**
  B5判・80頁・4色刷・2016年7月発行
  定価(本体**1,500**円+税) ISBN 978-4-8306-5545-6

- **第47回視能訓練士国家試験問題・解説**
  B5判・80頁・4色刷・2017年7月発行
  定価(本体**1,500**円+税) ISBN 978-4-8306-5601-9

- **第48回視能訓練士国家試験問題・解説**
  B5判・76頁・4色刷・2018年6月発行
  定価(本体**1,500**円+税) ISBN 978-4-8306-5603-3

文光堂　http://www.bunkodo.co.jp　〒113-0033 東京都文京区本郷7-2-7 tel.03-3813-5478/fax.03-3813-7241